久坂部羊

人間の死に方

医者だった父の、多くを望まない最期

幻冬舎新書
358

まえがき

これから書くのは、私事《しじ》で恐縮ながら、去年（2013年）7月に87歳で亡くなった私の父の最期の経緯である。

私は医師として、これまで多くの死を見てきたが、それはいわば職業上の経験で、必ずしも心の奥まで関わったものではなかった。ほんとうに自分に引き寄せた〝人間の死に方〟は、やはり近しい身内のそれから学ぶ以外にないのではないか。

父の死に方は、ひとことで言えば〝オモロイ死〟だった。

医者にあるまじき不謹慎な言葉と思われるかもしれないが、大阪弁の「オモロイ」には、滑稽《こっけい》という意味ばかりでなく、ときに「すごい」とか「天晴《あっぱ》れな」というニュアンスも含まれる。

父は元麻酔科の医者で、酒は弱く、賭け事もせず、女道楽《おんなどうらく》には無縁の朴念仁《ぼくねんじん》だったが、医療の面ではかなり破天荒《はてんこう》な考えの持ち主だった。医者のくせに根っからの医療否定主義者で、その生活ぶりは「医者の不養生《ふようじょう》」を通り越して、「医療ニヒリスト」に近かった。

何しろ、85歳で前立腺《ぜんりつせん》がんの診断を受けたときには、「しめた！　これで長生きせんですむ」と喜んだ人である。当然、治療も検査もいっさい拒否。

若いころには糖尿病《とうにょうびょう》と診断されたが、しばらく食事療法はしたものの、効果がないのですぐにやめ、以後まったく治療をしなくなった。カロリー計算などもいっさいせず、血糖値も、検査さえしなければ気にならないという独自の理論で、ほったらかしにしていた。

おかげで後年、緊急入院の憂き目を見るのだが、それでも反省せず、インシュリンの自己注射をはじめてからも、まんじゅうやケーキは食べ放題、コーヒーには必ず砂糖を3杯入れ、タバコも1日20本という不摂生《ふせっせい》ぶりだった。

そのため、糖尿病の合併症で左足の指が2本、壊死《えし》（組織が腐ること）になり、指先が真っ黒になったが、それでも病院に行かず、自分で勝手にインシュリンの量を増やすという無謀な方法で、自然治癒《ちゆ》させてしまった。

インシュリンの自己注射をする人は、毎朝の血糖の測定が欠かせないが、父はそれも一度もせず、〝体調に合わせて〟量を調節していた。ふつうの内科医が聞いたら、即、レッドカード、厳重再教育を命じられるところだ。


そんなめちゃくちゃな療養生活だったので、そのまま書くと読者の誤解を招くかもしれない。医者の言うことなど聞かなくても大丈夫とか、好き放題やったほうが身体にいいなどと、早合点《はやがてん》する人がいるかもしれないが、そう思われると困る。

父が医学の常識を無視して自由奔放に生きたのは、そのために早死にしたり、病気が悪くなってもあきらめるという強い覚悟があったからだ。根底には、仏教や老荘《ろうそう》思想の影響があったと思う。たとえば、父はよく次のようなことを口にしていた。

・少欲知足《しょうよくちそく》（足るを知れば心は満たされる）
・莫妄想《まくもうぞう》（不安や心配は妄想だから、しなくてよい）

・無為自然《むいしぜん》（よけいなことはせず、自然に任せるのがよい）

医療というのは、病気という〝自然〟を、人間の力で支配しようという〝越権行為〟だから、自ずと限界があると、父は考えていたようだ。だから、最先端の医療でも常に疑いの目で見ていたし、医学的に正しいと言われることより、自分の身体の感覚のほうを信じていた。父からすれば、現代人の多くは、安心を求めすぎて不安を増やし、長生きを求めて命を縮め、先のことを考えすぎて、無駄な心配で〝今〟を浪費しているように見えていたのだろう。

息子である私は、そんな父からいろいろな影響を受けた。もちろんすべてを肯定するわけではないが、教えられることも多かった。特に、父が寝たきりになってからの1年数カ月間で、医療や介護の常識を次々と覆された。

私はもともとは外科医だったが、ここ十余年は小説を書きながら、デイケアや在宅医療など高齢者の医療に携わってきた。老化という〝不治《ふち》の病〟と向き合いながら、いつかは必ず訪れる死を、どうすればより望ましい形で迎えられるか、そのことに、常々、頭を悩ませてきた。

医療の現場では、医学は死に対して無力というのが常識だが、この当たり前のことが、世間には十分に伝わっていない。たいていの人が死を拒み、医学は死に対して何かしてくれると期待している。その状況でほんとうのことを言うと、たいへんな失望を招きかねない。

若い医者は医療の可能性を信じ、最後までベストを尽くすべきだと思うかもしれないが（私も若いときはそうだった）、ある程度の年月、医者をやっていると、自ずと医療の限界も見えてくるし、ときには治療が有害であることも悟る。それを明らかにすることは、自己否定にもつながるので、医者はなかなか口を開かない。

しかし、それは患者の利益に反するので、私は常々、無理をして医療の限界や医療の闇に言及しているのである。

多くの人が医療に頼るのは、ひとことで言えば不安のせいだろう。しかし、父の生き方と死に方を見てもらえば、医療に頼らなくても、いくらでも安心して愉快に過ごせることがわかっていただけると思う。

かなり特異な例なので、すべてを参考にしていただくわけにはいかないが、部分的には気が楽になったり、医学常識の呪縛《じゅばく》から逃れたりできるかもしれない。

父親の死をおもしろがるなど、不謹慎にもほどがあると思わず、どうぞいっしょに笑ったり、あきれたりしていただきたい。

そのほうが、泉下《せんか》の父もきっと喜んでくれるだろうから。

人間の死に方／目次

第1章 先手必敗の父

何かにつけ劣っていた父

私の父・久家《くげ》輝義《てるよし》は、1926年（大正15年）3月31日に大阪府堺市《さかいし》の市之町《いちのちょう》というところで生まれた。

その父・保義《やすよし》は開業医で、母・富美《ふみ》は専業主婦のかたわら、自宅兼用の医院で事務兼看護師のようなことをしていた。

父は一人っ子だったので、両親や祖父母に寵愛《ちょうあい》され、何不自由なく育った。家の中では競争相手もなく、お菓子でもオモチャでも、すべて独り占めにすることができた。

近くに従兄弟《いとこ》の家があり、そこは兄弟が多かったので、常に競争が激しかった。父が遊びに行くと、いつも負ける。悔しいが、ふだんから鍛えられていないので、どうしても勝てない。年長の従兄によくからかわれたり、いじめられたりしたようだ。

その屈辱は、小学校に上がってさらにひどくなった。父は3月31日の生まれなので、学年では最年少で、身体も小さく、何かにつけ能力も劣っていた。

私が祖母から聞いたそのころの逸話《いつわ》に、こんな話がある。

最初の算数の試験の答案を返してもらったとき、父は「大きな丸、もろた」と喜び勇んで帰ってきた。祖母が楽しみに見ると、それは答案用紙いっぱいに書かれた零点だった。

祖母はショックを受けたが、気を取り直して父に聞いた。

「アンタ、これどないしてん」

「うん。ボク、きれいな絵やなと思うて、見ててん」

問題はニワトリやウサギの数を数えるもので、祖母が改めてやり直させると、全問正解した。そこで祖母は、この子は頭が悪いわけではない、みんなのペースについていけないだけだと思い、家庭教師代わりに自分が勉強を見るようになった。健康も大事なので、自転車で少し離れた浜寺公園という広い松林のある公園まで行って、野外で勉強させたらしい。

弱者の戦法

学年で最年少というのは何年生になっても変わらないから、父は常にクラスで弱い立場にあった。競争や争い事をすると、たいてい負ける。負けると悔しい。悔しいから負けないように努力するが、やっぱり勝てない。

そこで父があみ出した戦法は、「戦わずして勝ちを譲る」というものだった。必ず先に負けを取るという意味で、〝先手必敗《せんてひっぱい》〟と言えるかもしれない。こうすると、戦って負けるよりも悔しさが少なくてすむ。戦わないから相手もこちらを敵視せず、友だちとの関係も平和になる。

ただ、勝ちを譲ることの苦痛をなんとかしなければならない。そこで父は、苦痛の根源を考えてみた。どうやらそれは自分の欲望のようである。人に勝ちたいとか、あんなふうになりたいという気持ちが、苦しみと執着を生む。無欲になれば、勝ちを譲っても悔しくない。父はそんな考えを、歴史や仏教関係の本からかなり早くに会得《えとく》したようだ。

この戦法は意外にしたたかで、成人してからも父はこれを貫いていた。息子の私に対しても、自分の能力や実績を誇示することはなく、常に私に勝ちを譲ってくれた。だから私は、父と息子の葛藤《かっとう》のようなものを感じたことがない。

それどころか、「ボクは身体も弱いし不器用やから、アンタ（私のこと）がうらやましい」などと言うので、かえってこちらは恐縮し、逆に父に敬意を抱いた。威張ったり、自慢したりする父親だったら、尊敬する気も湧かなかっただろう。

入試科目は歴史だけ

小学校が終わると、進学しなければならない。父は歴史の成績はよかったが、ほかは振るわず、地元の堺中学校（現・三国丘高校）に入るには微妙な状況だった。

旧制の堺中学校は、北野中学校（現・北野高校）に次いで大阪府下で2番目に設立された学校で、いわば名門である。入試のレベルも高い。ところが、日中戦争が長引き、国威《こくい》発揚《はつよう》の空気が高まって、入試の科目が歴史だけになった。歴史は父の得意科目である。というか、歴史しか得意科目はない。そのおかげで、父はうまく合格することができた。〝先手必敗〟で無欲主義の父には、ときどきこういう幸運な巡り合わせがあったようだ。

入学しても、父は〝先手必敗〟を通していた。体育で1万メートル走があったときも、競争は大嫌いだから、はじめから勝負しない。ゆっくり走っていると、先を争っていた生徒たちがバテはじめ、徐々に遅れだした。父はマイペースだからスピードが落ちず、気がついたら1着でゴールインしていたことがあったらしい。スポーツが苦手で、運動嫌いだった父の唯一の自慢だった。

学校の成績も、ぎりぎりで入学したので、はじめは下位だったが、学年を追うごとに上がり、5年生で卒業するときにはかなり上位にいたらしい。だから、私への教育でも、父は最初は下位からスタートしたらいいと言っていた。そのほうが気が楽だし、成績が上がったらうれしい。上位からスタートすると、上がる余地は少ないし、落ちないようにするのもしんどい。〝先手必敗〟の父らしい考え方だ。

私が大学受験に失敗して浪人し、成績がなかなか合格圏内に入らず焦っていたときも、父は「今、合格圏内に入らんでも、入試のときに入ってたらいいんや」と慰めてくれた。それで肩の力が抜けて、楽になったのを覚えている。

手塚治虫氏は後輩

旧制中学を卒業したら、ふつうは旧制高校に行くが、太平洋戦争がはじまり、大学生も徴兵されるかもしれない時代になっていた。すでに祖父が軍医として中国戦線にかり出されていたので、祖母は親子で戦争に取られてはたまらないと、父に医学部の受験を勧めた。学徒出陣となっても、まず文系の学生からと予想されたからだ。

当時、軍医が不足していて、軍医速成のために、帝大などに「医学専門部」というのが設けられた。通常の大学医学部は旧制高校を卒業しないと入れないが、専門部は旧制中学の卒業で入れた。それで父は1942年（昭和17年）に、「大阪帝国大学臨時附属医学専門部」に入学した。同じ戦争に取られるにしても、軍医として召集されるなら、危険性も少ないと、祖母は考えたのだろう。

大阪大学医学部のホームページによると、臨時附属医学専門部は、1939年（昭和

14年）5月に設置され、1944年（昭和19年）に「附属医学専門部」と改称され、1951年（昭和26年）3月に廃止されたとある。

大阪大学医学部の学友会の会員名簿には、本学卒業生と並べて専門部の卒業生も掲載されている。専門部卒業生は、1942年（昭和17年）から1951年（昭和26年）まで計880人。設置が1939年（昭和14年）だから、最初の卒業生は修業期間3年という超速成だったようだ。しかし、戦後に改正されたらしく、1946年（昭和21年）と1947年（昭和22年）は卒業生がいないので、おそらくここで修業年が6年に引き上げられたのだろう。父は腸チフスで1年休学したので、1949年に卒業している。

漫画家の手塚治虫《てづかおさむ》氏も、父と同じ阪大の専門部の卒業で、父の2年後輩にあたり、学友会の会員名簿にも、1951年（昭和26年）の卒業者欄に、本名の「手塚治」として記載されている。

余談だが、手塚治虫氏は生前、大阪大学医学部卒業を自称していて、専門部卒であることが明らかになったのは死後のことらしい（我が家では、父から聞いてはじめから知っていた）。専門部卒では格下に見られるので、漫画家の地位向上のために本学卒業のように書いたのではないかという説を、何かで読んだことがある。たしかに本学卒業者から見れば、旧制高校を経ずに入れる専門部は一段下に思われただろうし、医師になってからも、専門部出身者を軽んじる者がいたようだ。しかし、〝先手必敗〟の父は、当然のことながら、専門部出身であることを隠したことは一度もなかった。

さらに余談だが、父は1960年（昭和35年）に、奈良県立医科大学で医学博士の称号を得たが、手塚治虫氏も同年、同じ大学で博士号を取得した。なぜ大阪大学でなく、奈良県立医大だったのかは聞いていないが、研究室の事情や指導教授の人脈などで、出身大学以外で博士号を取得するのはさほど珍しいことではなかったようだ。

博士号の授与式では、手塚治虫氏は自分のすぐ前にいたと、父は言っていた。

麻酔科医となりデンマークに留学

医師になった父は、祖父の友人が外科部長を務めていた国立大阪病院（現・国立病院機構大阪医療センター）の外科に就職した。外科医としてキャリアをスタートしたが、〝先手必敗〟、無欲主義では、積極性を求められる外科医にはとうてい向いていない。

当時、麻酔の技術は未発達で、外科医が片手間にかけていた。そのため、十分に麻酔がかからなかったり、麻酔事故が起きたりしていた。これを改善するため、厚生省（当時）が、全国の国立病院に麻酔科を新設することを決めた。外科からだれかが麻酔科に移らなければならない。そこで白羽《しらは》の矢《や》が立ったのが父である。父の性格をよく知る外科部長が、半《なか》ば温情で指名してくれたようだ。外科から麻酔科へのコンバートは、プライドの高い者なら屈辱と感じてもおかしくないが、無欲主義の父は逆らわない。これも運命と受け入れ、素直に麻酔科医になった。

当時、WHOは麻酔技術の進歩に伴い、国際的な麻酔科の専門医養成コースを、デンマークのコペンハーゲンに開設していた。厚生省は国立病院の麻酔科医を順に派遣して、日本の麻酔科のレベル・アップを図ることにした。

それで父にも留学のお鉢《はち》がまわってきた。私ならラッキーと喜ぶところだが、積極性に欠ける父はイヤだなと思ったそうだ。なんとか行かずにすむように、留学に必要な英語の試験を不勉強のまま受け、まんまと不合格を取った。これで助かったと思っていたら、国立大阪病院の麻酔科医が行かないではすまされないと、厚生省から圧力をかけられ、仕方なく再受験させられた。さんざんの点数だったが、「英語なんか向こうへ行けばなんとかなる」と言われて、1962年（昭和37年）から1年間、父はデンマークに留学するはめとなった。単身赴任である。

そのとき、私は小学1年生で、母や親戚といっしょに大阪駅まで見送りに行った。大勢の人が来ていたので興奮し、プラットホームを走りまわって、靴を線路に落としてしまった。母親に抱きかかえられながら、もがいている写真が今も残っている。

1年間の父の不在は寂しかったが、父が送ってくれるオモチャは楽しみだった。当時、日本ではとても手に入らない精巧な騎士《きし》のフィギュアや、世界的に有名なレゴも送ってくれた。レゴの日本初輸入は1962年かららしいので、私は日本でもっとも早くレゴで遊んだ子どもの1人だったにちがいない。

無事に帰国すると、父はたくさんのカラー・スライドを撮ってきて、夜に家族に見せてくれた。モノクロ写真が主流の時代に、鮮やかな天然色、しかもヨーロッパの名所や日常を写したスライドは、幼い私に海外へのあこがれを強く植えつけた。後年、私が外務省の医務官になった遠因も、この父の留学にあったのかもしれない。

第2章　定年を指折り数えるぐうたら医者

墓参りのヒストリア

先にも書いたように父は歴史が好きで、よくおもしろい話をしてくれた。

今でも覚えているのは、墓参りの行き帰りに聞かせてもらった話だ。我が家の墓は、旧堺市内の大安寺《だいあんじ》という寺にあり、盆と暮れの年2回、父とよく墓参りに行った。

大安寺は以前、大河ドラマの「黄金の日日」に描かれた商人・呂宋助左衛門《るそんすけざえもん》の旧宅を移築したもので、柱の一カ所に刀傷《かたなきず》がある。それは戦国時代の武将・松永弾正《まつながだんじょう》が、この屋敷を訪れたとき、「完璧すぎるものは早く滅びる、どこかに傷をつけておいたほうがいい」と言って、刀で斬りつけたものだという。

大安寺の襖絵《ふすまえ》には、狩野《かのう》派の絵師が描いた松梅図《しょうばいず》があり、そのうちの1本は「枝添えの松」と呼ばれている。これは絵師が宿泊の礼に描いたものだが、堺を離れて江戸へ向かう途中、箱根あたりで大事な枝を描き忘れたことを思い出し、わざわざもどってきて描き加えたのだという。現在、その襖絵は国の重要文化財に指定されている。

堺と言えば、大仙陵古墳《だいせんりょうこふん》（一般には仁徳天皇陵《にんとくてんのうりょう》）、千利休《せんのりきゅう》、与謝野晶子《よさのあきこ》が有名だが、父の話にはもっと多彩な人士《じんし》が登場した。

たとえば、豊臣秀吉の御伽衆《おとぎしゅう》として名を残す曽呂利新左衛門《そろりしんざえもん》（落語家の始祖として有名）は、もともと刀の鞘《さや》を作る職人だったが、刀が鞘にソロリと入るので、その名がついたという。

当時、秀吉は四国の長宗我部《ちょうそかべ》氏を討つため、堺に配下の軍勢を集め、出陣の準備をしていた。そのため、堺の町人は、宿舎の提供や賄《まかな》いなどの負担を強いられた。それも四国攻めがはじまるまでのしんぼうとされたが、秀吉は今日は出陣する（海を渡るという意味から「御渡海《ごとかい》」と言われた）、明日は出陣すると言いながら、なかなか腰を上げない。そこで新左衛門はこんな狂歌を張り出した。

――関白は　四石《しこく》の米を買いかねて　今日も五斗《ごと》買い　明日も五斗買い

「四石」と「四国」、「五斗買い」と「御渡海」をかけた歌で、要は関白はみみっちいとからかったのだ。怒った秀吉は新左衛門を召し上げたが、新左衛門が町民の苦境を訴えると、その頓知《とんち》と義侠《ぎきょう》心に感心して、御伽衆に取り立てたという。

新左衛門の逸話はたくさんあって、秀吉が退屈して、何かおもしろいことはないかと聞くと、新左衛門は、「キュウリがキュウリを食べています」と言った。秀吉がそんなバカなことがあるかと怒ると、道ばたで薪売り（木売り）がキュウリを食べていた。

笑った秀吉から、褒美に何がほしいと聞かれ、米粒を1粒と願い出て、ただし、翌日は倍の2粒、その翌日はまた倍と、1カ月間いただきたいと言った。秀吉はそれくらい何でもないと了承したが、勘定役が計算すると、1カ月後には合計300石以上の米になるので、慌てて褒美を変えさせた。

それではと、新左衛門は次に、好きなときに殿下の耳のにおいを嗅がせていただきたいと申し出た。秀吉が許すと、新左衛門は有力な武将が集まっているときにかぎって、秀吉の耳のにおいを嗅いだ。武将たちには新左衛門が秀吉に何か耳打ちをしているように見え、新左衛門の影響力を過大に評価して、賄賂《わいろ》が集まったという。

織田信長と森鷗外

少し長くなるが、ほかにもおもしろい話を紹介しよう。

旧堺市内にはたくさんの寺があり、妙國寺《みようこくじ》という寺には大きなソテツが植わっていた。織田信長がこのソテツを気に入り、安土城に持ち帰って庭に植え直した。すると、夜な夜な「堺へ帰ろう、妙國寺へ帰ろう」と声が聞こえた。確かめると、どうやらソテツがすすり泣いているようす。短気な信長が刀で斬りつけると、真っ赤な血が噴き出し、ソテツが大蛇のようにうねったという。それでさしもの信長も気味が悪くなり、ソテツを妙國寺に送り返した。

この話をするとき、父は臨場感たっぷりにソテツの声色を使い、怒って斬りつける信長もリアルに演じたので、私は父が実際にそれを見てきたかのような気分になり、話を聞きながらドキドキした。

妙國寺にもどされたソテツは枯れかけていたが、住職の夢枕《ゆめまくら》に血まみれの老人が立ち、自分はソテツの精である、死にそうなので、鉄をたくさん与えてくれと言ったらしい。住職がソテツの根元に釘や斧を埋めると、ソテツは見事によみがえった。鉄で蘇生したので、「蘇鉄《そてつ》」と呼ばれるようになったと、父は話してくれた（今、記していて、ふと思ったが、それまでこの木は何と呼ばれていたのだろう）。

このソテツは、今も妙國寺に残っていて、国の天然記念物になっている。同じ妙國寺で、「堺事件」に関わる土佐藩士11人が、壮烈な切腹をした話も聞いた。

「堺事件」というのは森鷗外が書いた小説だが、内容は史実に基づいている。明治がはじまる直前の1868年（慶応4年）2月、土佐藩士が堺の警備を担当していたとき、フランス軍艦の水兵が上陸して乱暴を働いた。これを制止しようとしたところ、言葉が通じず、双方が発砲してフランス兵士11人が死亡したのである。

フランス公使が謝罪と下手人の処刑を要求し、土佐藩はこれを受け入れざるを得なくなった。フランス軍艦長らの立ち会いのもと、藩士20人が切腹することになり、処刑場となった妙國寺に引き出された。自らの正当性を信じる藩士たちは、切腹の無念を晴らすため、腹を切ったあと自分の腸を引きずり出し、ある者はちぎった腸を軍艦長に投げつけた。軍艦長はその壮絶な光景に耐えかね、11人が切腹したところで、処刑の中止を命じ、そそくさと引き上げたというのがことの顚末《てんまつ》である。

父はこれを例のごとく、迫真の口調で私に聞かせてくれた。切腹を命じる藩主、無念の土佐藩士、血まみれの切腹シーン、怯えるフランス軍艦長などを演じ分け、私は父の熱演に芝居さながらの興奮を味わったものだ。

このとき切腹した土佐藩士の墓は、「土佐十一烈士墓《とさじゅういちれつしのはか》」として、妙國寺の北向かいにある宝珠院《ほうじゅいん》という寺に残されている。

運動オンチの父

父は歴史には詳しかったが、運動は苦手だった。だから、私は父とキャッチボールや相撲をした記憶がない。

それでも、夏にはよく海水浴に連れて行ってくれた。今は埋め立てられて臨海工業地帯になってしまったが、当時、私が住んでいた（今も住んでいるが）堺市の浜寺地区には、きれいな砂浜があった。

夏になると、海水パンツにバスタオルを肩からかけ、父の運転する自転車の後ろに乗って、泳ぎに連れて行ってもらった。

小学校2年生くらいだったと思うが、父といっしょに波打ち際の突堤《とってい》に上り、私がはしゃいで走ると、父がいつになく厳しく怒鳴《どな》った。

「危ない！　走ったらアカン」

突堤が濡れていたので、足を滑らせると危険だと思ったのだろう。私はせっかくの楽しい気分に冷や水を浴びせられたような気がして、口を尖《とが》らせた。

するとその直後、父自身が足を滑らせて、派手にこけてしまった。運動オンチなので、バランスを崩したのだろう。

父は背中を強打し、一瞬、息が詰まったようだったが、苦し紛れに、「ほら、こけたら危ないやろ」と言った。私は内心で、何がほらや、楽しい気分を台無しにした罰や、ざまあみろ、と思った。

その日の帰り、自転車の後ろに乗ると、父の背中に大きなミミズ腫れができているのが目に入った。傷は赤紫色に盛り上がり、血も出ていて痛そうだった。父が私の身代わりに怪我をしてくれたように感じて、ざまあみろと思ったことを後悔した。

私自身はスポーツが好きで、小学校のときは野球、中学校に入ってからはサッカー部員として、毎日ボールを追いかけていた。中学3年のある日曜日、自宅の横の原っぱでドリブルの練習をしていると、何を思ったのか、父が出てきて、マン・ツー・マン（2人でボールの取り合いをする）をやりはじめた。当時、父は44歳だったはずだが、もともと運動オンチの上に中年なので、現役サッカー部員の中学生にかなうわけがない。私が右へ左へドリブルし、フェイントをかけると簡単に引っかかる。それでも父は必死にボールを取りに来て、最後は息が上がっていた。

父とスポーツらしいことをしたのは、後にも先にもこのときだけだ。なぜ、父がそんなことをしたのか、いまだにわからない。

不思議なビンタ

わからないと言えば、少し前後するが、小学校4年生のときに2回、父からビンタをくらったことがある。

1回目は、4年生の1学期がはじまって間もなく。何気なくテレビを見ていて、お笑い番組だったので、「あははは」と笑ったら、「シャンとしろ！」と怒鳴られて、いきなり頬を平手で打たれた。私はなぜ叩かれたのかわからず、茫然《ぼうぜん》としていた。テレビを見ていて笑ったのはそれまでも何度もあり、父もいっしょに笑っていた。何が父の気に障《さわ》ったのか、今もってさっぱりわからない。

2回目もそのすぐあとだった。寝転んでテレビを見ながらヘラヘラ笑ったら、父がヘアスプレーの缶をテーブルにバシッと激しくぶつけた。怒っているのを察して、私はのろのろと起き上がり、戸棚の扉にもたれた。すると「たるんでる！」と、またビンタが飛んできた。

このときも理由はよくわからない。たるんでると言われても、夕食後のくつろいでいる時間なので、テレビを見て笑うのがそんなに悪いことのようにも思えない。かすかに思い当たるとすれば、小学校高学年になったのだから、もう少ししっかりしろと、父や母から言われていたことくらいだ。

釈然としない思いだったが、1学期末の三者面談のとき、母が担任の教諭に、「この前もたるんでると、父親に叩かれたんです」と言った。それで、私はやはり自分が悪かったのだなと思った。母が父の暴力を非難しなかったから。

しかし、それまでの父からして、暴力を振るうようなことは考えられず、その分、私は父に恐怖心を抱いた。怒ったら暴力を振るうと、10歳の胸に刻み込まれ、父を畏怖《いふ》する気持ちは大人になるまで続いた。

以後、父はいっさい暴力を振るわなかったし、大きな声を出すこともなかった。私が母の料理に文句を言ったり、理不尽な反抗をしたときでも怒らなかった。私はあのときのビンタが理解できず、単に機嫌が悪かっただけなのかとも思ったが、それ以後にも機嫌の悪いときはあっただろうから、あのときだけビンタをしたのはいかにも不思議だった。

遅ればせの反抗期

私は高校1年生までは明るい少年だったが、高校2年生で急に反抗期を迎えた。特に父に対して強く反発した。今、思い返しても不思議だが、何の理由もないのに、父のすることなすことすべてに腹が立ったのだ。

たとえば、私が映画を観て帰宅すると、父が「お帰り」と言う。それだけでムカムカする。無視していると、私の気持ちに気づかないのか、父は「どこへ行ってきたんや」と聞く。私は怒りをこらえにこらえて、思いきり不機嫌な声で、「映画」とだけ答える。それで雰囲気はわかりそうなもんだが、鈍感な父は、「何の映画や」と重ねて訊ねる。

「何でもええやろ!」

私は激怒し、扉を激しく閉めて自分の部屋にこもるのである。

翌朝、起きると、父は前日の私の反抗などなかったかのように、「おはよう」と声をかけてくる。私はまたキレそうになり、顔をしかめて無視する。今から思えば、まったく失礼な態度だ。

「おまえ、父親に向かってその態度は何や!」と、もし父が怒鳴っていたら、私も負けずに言い返し、大喧嘩になっただろう。それを私の反抗などどこ吹く風というように、父は大らかに受け流していた。後年、そのことを思い出し、私は父に悪いことをしたなと反省した。大人になれば、父の鷹揚《おうよう》さと、自分のしたことの恥ずかしさが自ずとわかる。そうすれば、申し訳ない気持ちになって、よけいに父を大事にしなければと思う。

余談だが、私も同じことを自分の子どもたちにした。

たとえば、朝、私が娘に「おはよう」と言っても、娘はきちんと挨拶をしない。最小限の口の動きで「おはよ」と返すだけだ。

「おまえは腹話術師か！」と怒りたいところを、ぐっと抑える。今に見ていなさい、成長して、自分の理不尽な反抗に思い当たると、父の優しさが倍になって感じられることだろう、ふっふっふ。

そう思うと、子どもたちの反抗も、将来への投資のように思えて腹が立たなかった。

2人の息子もたまに不機嫌そうにしていたが、私は笑顔で見守ることができた。

おかげで、今は子どもたちと良好な関係を保っている。

患者を治療しない医者

父が選んだ麻酔科は、内科や外科とちがい、唯一、患者を直接治療しない科である(今はペインクリニックや集中治療室で、麻酔科医も治療にあたる)。仕事は手術中の患者に麻酔をかけて、外科医が手術をしやすくすることだ。だから、ある意味、傍観者的な立場にあると言える。

今でも覚えているが、私が小さいころ、父は仕事から帰ってくると、よく不機嫌そうに母にこんなことを言っていた。

「また外科の連中が、むちゃな手術で患者を死なせよった」

「今日も外科医がいらんことをして、患者を苦しめとる」

医者は患者を助けるのが仕事で、手術はよいことだと思っていた私は、父の言葉をいぶかしんだ。

理由を聞くと、手術はやりすぎると患者の命を危険にさらすのに、外科医は病気を治すことに夢中になりすぎるというのである。ことにがんの手術では、がんは取れたが患者は死んだというようなことが少なくないと言っていた。

麻酔科医は、否応なしにその片棒を担がされるので、忸怩《じくじ》たる思いがあったのだろう。ドクター・ストップをかける手もあるが、いったん手術がはじまってしまうと、よほどのことがないとかけられない。手術を中止して命が助かっても、患者や家族はやはりがんを取ってほしいと思うからだ。

そういう話を聞かされたので、私は子どもながらに、医療にもよくない面があるのだなと感じながら育った。

麻酔科という科は、私にとっては慣れ親しんだものだったが、当時は世間的にはまだ知名度が低かった。中学3年のとき、体育の教師が授業中に私を立たせて、「おまえのお父さんは医者らしいな。何科や」と聞いた。「麻酔科です」と答えると、教師は鳩が豆鉄砲をくったような顔をし、「そんな科、あるんか」と言った。生徒全員が爆笑し、私は顔が真っ赤になるほど恥ずかしかった。麻酔科は人に笑われるような科なのかと、屈辱感でいっぱいだった。

その少しあとで、サッカーで膝をすりむき、保健室に手当を受けに行った。若い女性の先生が、「君のお父さんはお医者さんでしょ。何科の先生？」と聞いた。私はまた笑われるかもしれないと思い、消え入りそうな声で「麻酔科です」と答えた。すると先生は、「そう。大事な科やんか」と言ってくれたので、涙が出そうなほどうれしかった。そのときの喜びは、今も忘れられない。

父は私に医者になれとは言わなかったが、まわりの雰囲気から、自然と自分も医者になるような気がしていた。ところが高校2年のとき、私は突如、文学に目覚め、作家を目指そうと思った。それである日、意を決して父に言った。

「ボクは作家になりたい」

すると、父は妙な顔をして答えた。

「サッカ？　サッカーやったら、もうやってるやないか」

私は高校でもサッカー部に入っていたので、勘ちがいしたらしい。人が一世一代の決心で打ち明けたのに、とんだおトボケだ。改めて小説を書きたいのだと訴えると、父はこう言った。

「作家になりたいのならなってもええけど、いきなりでは生活ができんやろうから、とりあえず医者になっとき。そしたら空いてる時間に小説も書けるから」

今から思うと、医者という仕事を何と心得ていたのかとあきれるようなアドバイスだが、私はそれに従い、なんとか医者になった。おかげで今、医療小説を書くことができている。父のアドバイスは有益だったというわけだ。

麻酔中にオバケの話

前後するが、デンマークへの留学を終えた父は、麻酔科の1人医長（部下のいない医長）になった。競争が苦手な父にとっては、居心地のよい環境である。

全身麻酔では、「気管内挿管」といって、人工呼吸のためのチューブを口から気管に挿入する。あごやのどの形が悪いと、チューブを入れにくい場合がある。いわゆる「挿管困難」と言われるケースだが、挿管ができるのは父1人なので、どんなに時間がかかっても、だれも手出しできない。

「ふだん、えらそうにしてる外科の連中が、文句も言わずにじっと待っとるねん」と、父は得意げだった。

ただし、1人医長はたいへんなこともあり、緊急手術があれば、必ず呼び出される。あるときは、深夜に呼び出しがあり、終電も終わっていたので、運転のできない父をパトカーが迎えに来たこともあった。

そのうち、麻酔科にも人員が必要だということになり、定員増が認められた。しかし、父は1人のほうが気楽なので、今では考えられないことだが、定員の枠を心臓外科に貸した。そしてその心臓外科の医者に麻酔を教え、緊急手術のときはその医者が麻酔をかけるようにしたのだ。心臓外科は人手がほしいから、喜んでこの話を受けた。だから、それ以後、父は緊急手術で呼ばれることもなくなり、土曜日も予定手術がないので、勝手に休みにしてしまった。世間に先駆けて週休2日を実践したことになる。

そのうち、大阪市立大学医学部附属病院から研修医が来るようになり、父は若手に麻酔を教えるようになった。麻酔は「導入」と呼ばれる麻酔のかけはじめと、「覚醒」と呼ばれる麻酔を醒ますところがむずかしい。しかし、麻酔の状態が安定すると、急変がないかぎり、麻酔科医は患者のようすを見ているだけでよくなる。それで、父は手術がはじまると、メモ用紙に落書きをしたり、研修医相手に雑談したりしていた。

父はオバケの話が好きで、よく研修医に「アンタ、オバケ見たことないか」と聞いていたそうだ。幽霊やヒトダマの目撃談はけっこうあるらしく、おもしろい話を聞くと、家に帰ってから私に聞かせてくれた。

今でも覚えているのは、幽霊も幽霊とわからなければ怖くないという話だ。

ある研修医が医学生のころ、夏休み明けに下宿にもどると、となりの部屋の学生は先に帰っていたらしく、薄い壁越しに物音が聞こえた。別の下宿生も、共同便所でその学生に出会っていた。ところが、翌日、大学へ行くと、となりの学生が来ていない。どうしたのかと友人に聞くと、彼は夏休み中に山登りで遭難して、亡くなっていたというのだ。

その研修医はまちがいなくとなりの部屋で学生の物音を聞いたし、別の下宿生も便所でたしかに出会っていた。それは幽霊ということになるのだが、どちらも相手が死んでいることを知らなかったので、まったく恐怖を感じなかったというのだ（もちろん、あとでぞっとしたらしいが）。

研修医の間で、父は「オバケ好きのユニークな先生」と言われ、おもしろがられていたようだ。父は集めたオバケの話をワープロに打ち込み、製薬会社の営業担当に頼んで製本してもらった。後年、私が知己を得た水木しげる氏にそのコピーを送ると、中の一話は「怪」という雑誌に挿絵入りで紹介された。

「今日でとうとう100連休」

60歳を過ぎたころから、父は定年を楽しみにするようになった。そんなに仕事がイヤなら、さっさとやめればいいのに、積極性に欠ける父は、自分からはやめようとはしないのだった。

私は大学を卒業後、外科で研修をしたあと麻酔科に行き、3年後、ふたたび外科にもどった。その後、思うところあって外務省に入り、日本大使館の医務官という仕事についた。在外大使館付きの医者で、館員や家族の診療、在留邦人の健康相談、現地の医療事情調査などが主な仕事だ。勤務したのは、サウジアラビア、オーストリア、パプアニューギニアの3カ国。約9年間の海外暮らしだった。

海外暮らしがはじまると、父は私によく手紙をくれた。その書き出しが、いつも定年までのカウント・ダウンではじまっていた。

「定年まであと2年を切った。うれしい」とか、「あと1年3カ月で定年や。楽しみ」などと書いてくる。やめることばかり考えていて、医療ミスを起こさないかとヒヤヒヤしたが、1991年、父は無事に満65歳で定年を迎えた。誕生日が3月31日なので、実にキリのいい退職だった。

それ以後の手紙は、休みを数える書き出しとなった。「今日で10連休や」「もう30連休になった」などと書いて、私をうらやましがらせる。3カ月あまり過ぎた7月半ばには、「今日でとうとう100連休！」とうれしそうな手紙が届いた。

同世代の医師でも、定年後はアルバイトや非常勤で第二の勤務をする者が多かった。ところが、父はすっぱり仕事をやめ、以後、死ぬまで働かなかった。やめた直後は、年収1000万円で麻酔をかけてほしいというような依頼もあったらしいが、「それだけくれるということは、それだけ働かされるということや」と受けなかった。

父は運転免許もないし、麻雀もパチンコもせず、酒も弱く、グルメや財テクにも興味はなく、女性は好きなようだがさほどモテず、世間一般の男の楽しみにはまるで縁のない人間だった。しかし、歴史や美術が好きで、喫茶店巡りと自転車散歩が日課で、映画を観たり、美術館に行ったり、デパートや地下街でウィンドー・ショッピングするのが楽しみだったので、自由な時間を謳歌《おうか》していた。

母といっしょに海外旅行も楽しみ、カナダやオーストラリアなどメジャーな観光地だけでなく、ブータンやインド、カンボジア、イスラエルやルーマニア、タヒチやイースター島などに出かけた。

死ぬまでの約20年、父は人生の休暇を十分に楽しんだようだった。

「勉強せんでもよかった5歳までと、働かんでもよくなった定年してからが、自分の幸福な時間や」と、よく言っていた。間の60年は、苦痛の連続だったというわけだ。

第3章 糖尿病、検査しなけりゃ怖くない

30代で糖尿病に

父は30代のとき、血液検査で糖尿病を指摘された。薬をのまなければならないほどではなかったが、厳重な食事療法を言い渡された。一家の大黒柱として、将来、寝込むわけにいかないので、父はまじめに食事療法に取り組むことにした。

ところが父は戦中派で、青年時代に慢性的な飢餓状態にあったせいか、たいへんな食いしん坊だった。特に甘いものが好きで、コーヒーでもすき焼きでも、いつもたっぷり砂糖を入れていた。

だから、食事療法はかなり苦痛だったようだ。それでも家族のことを思って頑張った。

なのに、一向に血糖値が下がらない。これは食べたいものを食べられないストレスが原因だと考えた父は、半年ほどで食事療法をやめてしまった。

好きなものを食べたほうが、ストレスがなくていいという身勝手な理屈で、父はもとの食いしん坊生活にもどった。ふつうなら糖尿病の悪化を気にするところだが、ストレスがよくないと信じている父は、心配するのもよくないと考え、血糖値を測らないという奇手に出た。検査さえしなければ、血糖値が気になることもないというわけだ。

そんなことをして大丈夫かと思う人もいるだろうが、知らぬが仏、見ぬもの清《きよ》しという言葉もある。父は、それ以来、30年以上、糖尿病の検査をせずに過ごした。

そんなむちゃができたのは、放っておいても大丈夫という根拠のない楽観主義と、悪くなったらあきらめるという覚悟を持っていたからだろう。でなければ、心配で仕方ないはずだ。

楽観主義はだれでも持てるが、覚悟のほうはむずかしい。それが持てないなら、検査も治療も続けたほうがいい。

食道がんの疑い

食いしん坊だった父は、夜食も欠かすことがなかった。

私が大学に入ったころは、夜の10時ごろになると、「小腹が空いた」と、自分でインスタント焼きそばを作って食べていた。スーパーのばってら鮨が夜食の定番という時期もあった。そんな遅い時間に、カロリーの高いものを食べるのは身体によくないと思うが、父は意に介さなかった。

50代後半になったとき、父はバリウムの検査で、食道がんの疑いがあると言われた。検査嫌いの父が、なぜバリウムを飲んだのかはわからない。おそらく、病院の規定か何かで無理やり受けさせられたのだろう。

帰宅して、検査の結果を母に告げ、「困ったな」と言っていた。まだ祖父母が生きていたし、特に祖父は右半身不随《ふずい》で、ほぼ寝たきりだったから、自分が先に死んだら不都合なことになると思ったのだろう。すぐに胃カメラの検査を受けたが、生検《せいけん》（組織の一部を取って行う検査）ではがん細胞が出なかった。しかし、それで無罪放免というわけにいかず、1カ月後に再検査ということになった。

幸い、再検査でもがん細胞は出ず、病変もほとんど消えていたので、良性の粘膜異常だったのだろうということになった。

あとで父はこう言っていた。

「がんの疑いがあると言われると、結果が出るまでずっとモヤモヤが頭から離れへん。そのストレスはすごく身体に悪い」

父はストレスほど健康によくないものはないと考えていて、「ストレス＝諸悪の根源説」みたいなものを奉じていた。だから、それ以後、父はがん検診や人間ドックはもちろん、何か症状があってもいっさい検査を受けないで通した。

医者の不養生を地でいく感じだが、ここにも父の独特の〝先手必敗〟の精神が生きているように思う。症状がないのに積極的に検査を受けて、病気の早期発見に努めるのは、先手必勝を信じるやり方だ。病気は早く見つかるかもしれないが、異常もないのに精密検査を受けさせられて、よけいな不安を抱え込むストレスがある。それより病気が手遅れになったらあきらめるという覚悟を決めながら、検査など受けずにのんきに生きる。

それが父の生き方だった。

父はもともと長生きを望んでおらず、適当なところで死ぬのがいちばんいいとよく言っていた。戦争も経験し、若いころにチフスや結核にかかり、生来《せいらい》、身体が弱くて、運動も嫌いだったので、はじめから長生きなどできるわけがないと思っていたのだろう。だから、健康維持に汲々《きゅうきゅう》とすることもないし、好きな食べ物やタバコを我慢することもなかった。

それで、結果的には87歳まで生きたのだから、現実は皮肉なものだ。父の麻酔科医の仲間には、健康が何より大事な人や、仲間より早く死んだら負けだと言って頑張っていた人もいたが、いずれも父より先に亡くなった。

半年で20キロの体重減少

私が外務省の医務官としてパプアニューギニアに赴任していたとき、父から写真が送られてきた。母と青森のねぶた祭りを見に行ってきたという。それを見て驚いた。顔も身体も別人かと思うほど縮んで見えたのだ。

すぐ電話をかけて、「やせたんじゃない」と聞くと、「そうや。この半年で20キロくらいやせた」と言う。父はもともと体重が60キロほどだから、まさしく体重が3分の2になっていたわけだ。

「体調はどう。変わったことはないの」と訊ねると、「このごろ咳《せき》が出て、胸が痛い」との答え。ふだんからタバコを吸っていることと考え合わせると、これはてっきり肺がんだと思った。しかも、このやせ方ではすでに末期の可能性が高い。

ふつうの息子なら、「すぐ病院に行って」と言うところだろうが、私は言わなかった。親孝行というのは、親の好きなようにさせることで、世間や自分の価値観を押しつけることではない。父の医療嫌いは前々から知っているし、父も症状をわかった上で放置しているのだから、無闇に病院に行けなどと言うのはかえって親不孝になる。

そこで私は、「じゃあ、まあ、あとは好きなことをしてのんびり暮らしてよ」と言って電話を切った。

もちろん、心配や悲しみがなかったわけではない。父は70歳を目前にして、最期を迎えるかもしれない。私は海外にいて、そばにいることができない。しかし、すべては外務省に入るときから、あらかじめ覚悟していたことだ。最悪のことを考え、覚悟するのは父から教わったやり方だ。海外勤務をするなら、当然、親の死に目に会えないこともあり得る。あとはできるだけ父に感謝の気持ちを伝え、父が生きている間に、思い残すことがないよう手紙を書いたり、電話しようと思った。

それからしばらくして、母からの電話で父が入院したことを知らされた。とうとう悪くなったのかと思ったら、どうもようすが変だった。

入院の理由は糖尿病だというのだ。

驚異の血糖値700

父は体重が減ったあとも自宅で療養していたが、どうしても身体がだるくてたまらず、とりあえず親戚の開業医を受診した。レントゲンを撮ると、肺に影があるということで、市立病院を紹介された。たまたま私の大学の同級生が内科にいて、父の主治医になってくれた。診察と血液検査を受け、たぶん入院が必要になるだろうが、今日はいったん帰っていいと言われたらしい。

ロビーで会計を待っていると、主治医が青い顔で飛んできた。

「帰ってもろたら困ります。今すぐ入院してください。血糖値が700もあります」

血糖値の正常値は、空腹時で105〜110mg／dl。160くらいで糖尿病の疑いが高まり、200で立派な糖尿病。300〜500を超えると、糖尿病性昏睡《こんすい》といって、命に関わるショック状態になる危険がある。700という値は、まさにいつ倒れても不思議でない値だった。主治医が動転するのも当然で、父は直《ただ》ちに入院となった。

一刻も早く血糖値を下げないと危険なので、主治医は外来でインシュリンを注射し、父を病棟に上げた。

病室に入ったあと、血糖が下がったことを確かめるため、看護師に再検査の指示を出した。看護師が来て、指先から血を採り、その場で検査器にかける。結果は400と出た。それを見た看護師が、思わず叫んだ。

「血糖値が400もあります！」

父は笑いながら彼女をなだめた。

「いやいや、それやったらだいぶ下がってるで」

「そ、そうなんですか」

看護師はキツネにつままれたような顔をしていた。慌《あわ》てた入院だったため、外来での検査結果が病棟に伝わっていなかったのだろう。

全身のだるさの原因は、重症の糖尿病だとわかったが、まだ咳と胸の痛みが残っていた。胸のレントゲン写真には怪しげな影がある。

父はそれ以上の検査を望まなかったようだが、入院したかぎりは主治医の指示に従わなければならない。

主治医は、気管支鏡《きかんしきょう》という胃カメラの肺バージョンみたいな検査を繰り返したが、がん細胞は見つからなかった。代わりに肺の奥から結核菌《けっかくきん》を検出した。胸の症状の原因は、若いころかかった結核の再発だったのだ。

糖尿病も結核も、現代医学で治療可能な病気である。いかに医療嫌いの父といえど、治る病気まで治さない主義ではない。治らない病気を、無理に治そうとすることに反対しているだけだ。

それで父はしばらく入院して、結核の治療と、インシュリンの自己注射をするよう指導を受けて退院した。

主治医は厳重な食事療法を求めたが、父は得意の「ストレス＝諸悪の根源説」を披露《ひろう》して、甘いもの食べ放題の生活にもどった。

インシュリンのおかげで身体のだるさは消え、食欲ももどって、体重もほぼ以前の値になった。

第4章　足の指が腐って奇跡が

やりたい放題の患者

退院したあと、父はしばらく市立病院に通っていたが、結核の治療が終わると、病院に行かなくなった。通うのが面倒、長い待ち時間が苦痛、いろいろ検査されるのがイヤというきわめてワガママな理由からだ。

患者たる者、そんな勝手は許されないと思うが、父は例の「ストレス＝諸悪の根源説」を奉じているから、私の説教になどまったく耳を傾けない。生活態度も糖尿病患者にあるまじき野放図《のほうず》さで、インシュリンの自己注射をしながら、甘いものは食べ放題。コーヒーにも必ず砂糖を3杯入れ、タバコも吸いたいだけ吸っていた。

しかし、父の言い分にも一理あり、楽しみを我慢して、しかつめらしく長生きしても意味がないというのは、私も同感だった。だから、私は伊勢に行ったら赤福餅《あかふくもち》、信州に行けば塩羊羹《しおようかん》、地元の堺なら小島屋《こじまや》の芥子餅《けしもち》やかん袋のくるみ餅と、父の好物をよく土産《みやげ》に買って帰った。父は喜んで食べていたが、母は「糖尿病なのに、医者の親子とも思えない」とあきれていた。

それでも、父は体調良好で、70代はふたたび母と2人で海外旅行に出かけるようになった。

血糖値もノー・チェック

インシュリンの自己注射をするとき、ユーモアに富んだ父は、私の子どもたちを呼び、針を注射器にセットしたあと「これから切腹する」と言ったりしていた。「うっ」と腹に突き立て、ゆっくりピストンを押して、無事、切腹ショーは終了する。はじめは神妙な顔をしていた子どもたちも、途中から慣れて笑いながら見るようになった。

インシュリンは血糖値を下げるホルモンなので、効きすぎると低血糖の発作が起こる。

低血糖発作は糖尿病性昏睡と同じく、命に関わる場合もあるので、インシュリンの自己注射をする人は、毎朝、血糖値を測らなければならない。

ところが、父はそんな面倒なことはしない。血糖値など測らず、自分の〝体調〟に合わせてインシュリンの量を調節していた。ふつうの医者からすると、トンデモナイふまじめ患者だ。

私が在宅医療で診ていたある患者は、病院のまじめな主治医から1日3回の血糖測定を命じられていた。それがたいへんな負担だと言うので、私は、「そんなことしなくても大丈夫ですよ」と言ってあげたかったが、万一のことを考えると言えなかった。

父は低血糖の発作を起こしたり、昏睡状態になってもいいと思っていた（あるいは、単にそんなことは起こらないだろうと楽観していた）ので、いい加減な療養を続けていたのだ。私も父の考えに賛成で、身内だから何も言わなかったが、他人である患者には同じようにはできない。患者本人が納得していればいいじゃないかという意見もあるだろうが、万一のことが起きたとき、やはり責任を免れないだろう。自己保身を考えていたら、よい医療はできないとも思うが、結果責任が重視される今の日本では、ことはそう簡単には運ばない。

安全を優先しすぎると、療養が厳しくなって窮屈になる。楽な療養をすれば、危険が少し高まる。安全で楽な療養があればいいが、それは無理というものだ。

足の指が腐って真っ黒に

糖尿病はなぜ怖いか。それは、命に関わる合併症があるからだ。

血液の糖分が高くなりすぎると、極端に言えば血液にハチミツを混ぜたようになって、流れにくくなる。そのために「循環不全《じゅんかんふぜん》」が起こり、細い血管で血のめぐりが悪くなる。腎臓の血管でこれが起こると、「糖尿病性腎症《じんしょう》」となり、腎臓が働かなくなるから、尿《にょう》毒症《どくしょう》で命を落とす。

目の血管でもこれが起こりやすく、その場合は「糖尿病性網膜症《もうまくしょう》」となって、最悪の場合、失明する。

同じことが心臓からもっとも遠い血管で起こる。すなわち足の指で、血流がなくなった部分が腐って真っ黒になる。これを「糖尿病性壊死」と言う。

いい加減な療養を続けたせいで、父は82歳のとき、左足の2番目と3番目の指が壊死になった。見ると、指の腹側がコールタールのかたまりのように真っ黒で、周囲も循環不全で暗赤色になっていた。

「痛くないの」と聞くと、「痛い」と言う。とりあえず鎮痛剤がほしいというので、クリニックで処方したが、父は歩くことができず、外出は車椅子となった。

糖尿病性壊死になると、切断手術を急がなければならない。指だけの壊死なら足の甲《こう》から切ればいいが、壊死が甲まで広がれば足首、足首まで広がれば膝下からと、切断の範囲が広がるからだ。

私が「どうする」と聞くと、父は「もうちょっとようすを見る」との答え。相変わらず、安全を優先するより、〝先手必敗〟の道を選ぶのだ。

私もイヤなことは言いたくないが、一応、医学的な常識はリマインドしなければならない。

「でも、そのまま放っとくと、どんどん壊死が広がるよ」

「それは困るな」

「じゃあ、どうするの」

「ほんなら、インシュリンをちょっと増やしてみるわ」

まったく拍子抜けするような安易な対応で、私は頭を抱えた。しかも、観察のためと称して、壊死になった部分をカメラで写している。まったくのんきな父だ。

けれど、親孝行の基本はとにかく親の望むようにすることなので、父の言う通りようすを見ることにした。足の指の腐った部分はジクジクとし、悪臭を発している。もう少し症状が悪化すれば、父も覚悟を決めるだろうと思っていた。

父のミニ・コペルニクス的転回

私は友人の糖尿病の専門医にも相談してみた。

足の指が壊死しはじめたと言うと、言下に「まずタバコをやめないとダメ」と言われた。ニコチンは血管を収縮させるので、ただでさえ血流の悪い糖尿病ではもってのほかである。

「タバコをやめたら、治る見込みはあるかな」

「無理。早めに切ったほうがいい」

その話を父にも伝えたが、当然のことながら、父はタバコをやめようとしなかった。やめても治らないなら、やめるだけ損やという考えだ。私も説得をあきらめ、なるようにしかならないと、半ばあきらめていた。

ところが不思議なことに、インシュリンの量を増やしてから、壊死の広がりが止まり、ジクジクしていたところが乾きはじめた。やがて黒い部分が縮んで浮き上がり、最後にはカサブタのようにはがれてしまった。下には赤ん坊のようなきれいなピンクの皮膚ができていた。当然、痛みもなく、また歩けるようになった。

その話を先の糖尿病の専門医やほかの医師らに話しても、みんな信じられないという顔をした。おそらく何かの理由で、壊死していた部分の血流が再開したのだろうが、インシュリンを増やしたくらいで、そう簡単にいったん詰まった血管が再開通したり、新生血管ができたりするはずもない。

すると、父はこううそぶいた。

「慌てていらんことをするより、じっとようすを見てたほうがええこともあるねん。今の医者は何でも急ぎすぎや」

元医者の父が、医療を「いらんこと」とか「急ぎすぎ」と言うのはいかがなものかと思うが、勝てば官軍《かんぐん》。壊死が治ったのだから、こちらは何も言えない。

父はさらにこうも言った。

「医者は症状が悪くなった患者ばっかり研究しよるやろ。けど、ボクみたいに自然にようなった患者をもっと研究すべきや。そしたら、治療せんでも治る仕組みがわかるかもしれんやろ」

この発想には意表を衝《つ》かれた。医者は治すことは熱心に研究するが、患者が自然に治ることにはあまり目を向けない。自然治癒のメカニズムがわかってしまうと、医者の出番がなくなるからだろう。だが、患者にとっては大いにありがたいことだ。

早めの医療がいいとはかぎらない

壊死の治癒は不思議だったが、もしかすると、さほど珍しい現象ではないのかもしれない。これまでは、糖尿病性壊死の患者が来ると、たいていの医師は早めに切断していた。だから、自然に任せて経過を見るということがほとんどなかった。中には、切断しなくても自然に治るケースもあったのではないか。

余談だが、私にも似たような経験がある。外務省の医務官としてパプアニューギニアに勤務していたとき、商社員の夫人の足の爪が化膿して、「瘭疽《ひょうそ》（細菌による化膿性炎症）」になった。こうなると、爪を抜かなければ治らないと、外科の研修でそう教わった。大使館の医務室には、「抜爪《ばつそう》」（爪を抜く小手術）をするだけの器具がない。現地の病院は衛生面など、必ずしも万全と言いがたい。また、瘭疽の治療くらいで帰国してもらうのも大袈裟《おおげさ》だ。

仕方がないので、私は抗生物質を多めに出して、しばらくようすを見ることにした。そうすると、数日後に炎症がひきはじめ、無事、爪を抜かなくても治ってしまった。そのとき、外科の研修で習ったことは何だったのかと思った。たぶん、瘭疽と見ると、ほとんどの外科医は抜爪しなければならないと思い込んでいたので、抗生物質でようすを見るということをしなかったのだろう。

同じことが、がんの治療にも言えるかもしれない。がんは転移すると死につながるので、見つけ次第、手術をするのが安全なように思われているが、細胞レベルの転移はかなり早期に起こるので、がんと診断された段階で、生死はすでに決まっているという仮説が、最近、世間で注目されている。早期がんでも転移・再発があることや、がん検診でがんの死亡率がほとんど下がらないことなどが、その根拠とされる。また、乳がんは、手術後の再発を早く見つけても、症状が出るまで放置していても、余命は変わらないことが、ランダム化比較試験で証明されているので、手術後の定期検診は意味がないとされる。

今の日本の医療は、とかく安全を重視するので、先のことを考えすぎて、過剰になりやすい。念のためという発想で、患者のみならず健康な人までも、がんじがらめにしている。父が病気を放置し、検査を受けずにすますのは、過剰な医療の束縛を拒否していたからだ。多少の危険を覚悟すれば、心はずっと安らかになることを知っていたのだろう。

泣く泣く受けた白内障手術

父は耳はよく聞こえていたが、年とともに目が疎《うと》くなってきた。

食事のときも、片目をつぶるようにして食べる。食いしん坊の父は何でも食べるが、何を食べているかは、口に入れるまでわからないと言っていた。それどころか、口に入れてもわからないこともあったようだ。以前、信州に旅行したとき、何か甘辛く煮染《にし》めた小エビのようなものを食べたが、正体が知れない。旅館の人に聞いてはじめて、それがイナゴの佃煮だとわかったと笑っていた。

80歳を超えて、父はいよいよ視力が落ちてきた。白内障《はくないしょう》だが、医療を「いらんこと」と考えている父は、例によって眼科へも行かず放置していた。

ところが、私の妻が見かねて父に言った。

「お義父《とう》さん、今は白内障の手術は日帰りでできるくらい簡単で、手術した人はみんなよく見えるようになったと喜んではりますよ」

私が言っても聞かないが、嫁に言われると、遠慮があったのだろう。無碍《むげ》に断るわけにもいかず、かと言って素直に手術を受けるのもイヤだったらしく、父は100円玉を取り出してこう言った。

「ほんなら、コインで決めるわ。表が出たら手術を受ける、裏が出たらこのままにしとく。それでええやろ」

おもむろにコインを投げ上げ、手の平に受けて開いた。結果は表。それで父は泣く泣く手術を受けることになった。

父は映画が好きで、よくシネコンに連れて行ったが、白内障のため、スクリーンがよく見えていなかった。特に３Ｄの映画に行っても、ぜんぜん立体的に見えない。手術をすれば、見えるようになるかもしれない。それを楽しみに、父は手術を受けることのイヤさをわずかでも紛《まぎ》らせていた。

いきなり手術の予約はできないので、まず近所の眼科に行って、紹介状を書いてもらわなければならない。診察には私が付き添った。

白内障は、目の水晶体が白く濁《にご》る病気で、手術ではその濁った水晶体を人工水晶体に取り替える。だから、網膜が正常でなければ、いくらきれいな水晶体を入れても見えるようにはならない。そのため、事前に網膜の状態を調べるのが、眼科受診の目的だ。特に糖尿病の患者は、糖尿病性網膜症の可能性があるので、きちんと検査しておかなければならない。

ところが、父を診察した眼科医は、思わず顔をしかめてうなった。

「よくここまで放ってはりましたね。水晶体の濁りが強すぎて、後ろの網膜がよく見えません。これでは白内障の手術をしても、視力が回復するかどうか保証できません」

眼科医はあきれながらも紹介状を書いてくれ、父は近くの総合病院で手術を受けることになった。

手術中にもおしゃべりな父

両目の手術だから、日帰りというわけにいかない。3泊ほど入院が必要で、これが父には大問題だった。足かけ4日の禁煙に耐えなければならないからだ。

そのころの父はほぼニコチン中毒で、家にいるときはチェーン・スモーカー状態。外出先でも、タバコの吸えるところでは必ず一服というありさまだった。映画館に行っても、上映がはじまる直前に1本吸い、映画が終わるや、まるで酸欠状態にでもなったように、小走りに外へ出て1本吸うのが常だった。

私はニコレットがあるから大丈夫と言ったが、総入れ歯の父はガムを嚙めない。それならニコチン・パッチがあるからと多めに買ってきたが、それでも不安そうだった。

病院でいったん診察を受け、いよいよ手術当日の朝、父は覚悟を決めたようすで、素直に入院した。

午後、無事に手術を終えて病室にもどってきたあと、父はやや興奮気味に手術の感想を語った。

「ボクの白内障はそうとうひどくて、癒着《ゆちやく》をはがすのがむずかしかったようや。それでもベテランの部長やったから、見事に剝離《はくり》して、あっという間に人工水晶体に入れ替えた。その間、目の前が暗くなったと思うたら、虹みたいな光がばーっと広がって、それで手術が終わった」

白内障の手術は局所麻酔《きよくしよますい》なので、手術中も意識がある。私たちだけでなく、どうやら執刀医にも同じことを話したらしい。

「あ、今、虹のような光が見えましたと言うと、執刀医は、さすがは元お医者さんですな。詳しい説明ありがとうございますと言うとった。患者がどんなふうに見えるか、今まで知らんかったようや」

父は得意げだったが、執刀医はさぞやうるさい患者だと思ったことだろう。

もう片方の手術も無事に終えて退院すると、病院を1歩出たところで、まずタバコを吸った。やはりニコチン・パッチでは頼りなかったようだ。

3Dの映画にも連れて行ったが、糖尿病性網膜症で右目はほとんど見えない状態だったので、残念ながら立体視はかなわなかった。

手術後は定期的に診察に通い、指示された目薬を使うように言われていたが、父は当然のように診察をキャンセルして、目薬も自己判断ですぐやめてしまった。それで、特段のトラブルはなかった。

病院の指示は、やはり念のためのようだった。

第5章　前立腺がんに思わず「しめた！」

突然の尿閉

インシュリンを打ちながら、好き放題の生活をしていた父は、85歳のとき、突然、尿が出なくなった。「尿閉《にょうへい》」と呼ばれる状況で、膀胱《ぼうこう》は尿でパンパンに膨れているのに出ないので、当然、苦しい。いかに医療嫌いの父とはいえ、このときばかりは病院へ行かざるを得なかった。

その日の朝、私は来客の予定があったので、妻が付き添って近くの救急外来に行った。あとで聞くと、ふだんは鷹揚に構えている父が、我慢の限界に達していたようで、血圧などを測ろうとする看護師に、「そんなことはどうでもええから、早《は》よ導尿《どうにょう》してくれ！」

と叫んだそうだ。

ネラトンカテーテルという細い管で尿を出してもらうと、父は苦痛から解放され、いつもの父にもどって機嫌よく帰ってきた。しかし、原因を調べないと、いつまた尿閉になるともかぎらないので、担当医が市立病院の泌尿器科《ひにょうきか》宛てに紹介状を書いてくれた。

父は受診を渋っていたが、帰宅してしばらくすると、また尿が出にくくなったので、病院に行くことに同意した。私は来客をすませ、妻と交代して市立病院に付き添った。

切迫する排尿

紹介状を持って泌尿器科の外来に行くと、受付で紙コップを渡され、「検尿をしますから、オシッコを採ってください」と言われた。

「いや、オシッコが出ないから来てるんです」

「ああ、そうですか」

そんなやりとりがあって、先に血液検査をすることになった。検査室の待合室にいると、父が「小便が出るかもしれない」と言いだした。

「ほんとう？」と聞くと、「もう出そうや。我慢できん」と切迫した答え。ここで洩《も》らされたら着替えもないし、乾かすこともできないからたいへんだ。すぐトイレにと思ったが、せっかく尿が出るのなら検尿もしたほうがいい。私は検査室の受付で、「検尿カップをください」と申し入れた。

受付の看護師はパソコンで調べて、バーコード付きのシールを貼らなければならないと言う。とても待ってはいられないので、私は「一刻を争うので」と紙コップを取り、父をトイレに連れて行った。

「大丈夫？　もうちょっと我慢してよ」

「よっしゃ」

「トイレに行ったら、紙コップに尿を採るからね。それまで出したらダメだよ」

「よっしゃ、よっしゃ」

口ではそう言うが、高齢の父は身体が言うことを聞かない。足下《あしもと》が危うい から、急《せ》かすと転倒する危険もある。しかし、のんびりしていると、いつ放尿がはじまるかもしれない。

「そこにトイレがあるからね」

「わ、わかった」

そう言いつつも、父の顔が引きつりだした。私はトイレのドアに体当たりするようにして父を連れ込み、ベルトを緩め、チャックを下げてズボンを下ろした。シャツとズボン下と下着を交互に重ねているので、すぐに性器が出ない。私は時限爆弾の処理班のように焦りながら、衣服を解き、父の性器を取り出して紙コップを構えた。

「はい、いいよ。オシッコして」

かがみ込んで待つが、尿は出ない。

「どうしたの。もう出してもいいよ」

「わかってる。ちょっと待ってくれ」

あれほど切迫していたのに、いざとなったら出ない。人間の身体とはまったく不如意《ふにょい》にできている。父のしなびた性器を間近に見ながら、自分も30年すれば、同じようになるのかと、暗澹《あんたん》たる気分になった。

「アカンわ。やっぱり出ぇへん」

仕方がないので、衣服を整えると、「あ、やっぱり出そうや。あ、出る」と言う。それでまた大急ぎでベルトを緩め、ズボン、ズボン下、パンツを下ろして紙コップを構える。しばらく待つが、やっぱり出ない。

「すまんなぁ。なんで出ぇへんのやろ」

父が申し訳なさそうに言うので、私は「大丈夫やで」と明るく言った。

そんなことを繰り返し、血液検査もすませて、しばらく待たされたあと、ようやく診察となった。

泌尿器科部長との激論

診察は泌尿器科の部長がしてくれることになった。この部長は私の大学の1年先輩で、以前、私が堺市内で在宅医療のクリニックに勤務していたとき、患者さんを紹介してもらったりして、よく知っている医師だった。

待合室で座っていると、看護師が来て、「部長が呼んでいます」と、私だけ先に診察室に入った。

「お久しぶりです。お世話になります」

挨拶すると、部長は返事もそこそこに声をひそめた。

「ちょっとマズイことになってるぞ」

そう言って見せられたのは、血液検査の至急データだった。PSA（前立腺がんの腫瘍マーカー）の値が、105ng／mlと出ている。父の年代の正常値は4・0以下だ。10以上で80％ががん、100以上では転移を伴うがんが強く疑われるとされる。

「どうする。お父さんに言うか」

部長は、高齢の父にがんの宣告は酷《こく》だと思って、先に私に打診してくれたようだった。しかし、父は肺がんの疑いがあったときも平気だった人だ。私は部長の心遣いに感謝しつつ、「大丈夫です。父は元医者ですから、ほんとうのことを言ってください」と答えた。

父が診察室に入ってくると、部長は深刻な表情で説明した。

「尿が出なくなった原因は、どうやら前立腺に問題があるようです。それもただの前立腺肥大ではなく、可能性としては、最悪の場合、がんも考えられるようです」

ショックを与えないように、できるだけ婉曲《えんきょく》な言いまわしにしてくれたようだ。ところが、父は表情を輝かせて言った。

「前立腺がんですか。ほう！　それなら長生きせんですみますな」

この反応に、さすがの部長も面食らったようだった。場ちがいな冗談だと思ったのかもしれない。誤解を解くように、早口で言い添えた。

「いや、まだあきらめる必要はありません。腫瘍マーカーが高いだけですから、正式な診断は、生検で細胞を診てからということになります」

父は満面の笑みで答えた。

「いえ、けっこうです。わたしはもう85歳ですから、このまま何もせんでもいいです」

部長もここに至って父が本気で治療を拒んでいると気づいたようだ。

「お年を心配されているのですか。大丈夫ですよ。今は90歳でも安全な手術がありますから」

「いやいや、わたしはこの年まで生きて、もう十分長生きさせてもろたから、これ以上はいいんです」

部長はちょっと気色《けしき》ばみ、強い口調になった。

「いや、その考えは古いですよ。今は医学が進歩して、平均寿命も延びてるんです。85歳だからもういいというのは、今の常識ではあり得ません」

「いや、これはわたしの人生観ですから、今の常識とは関係なく、検査も治療も受けたくないんです」

「それは命を軽んじる発想じゃないですか。治療が可能な病気は、きっちり検査をして治療すべきです」

「それはアンタの考えでしょう。ボクの考えとはちがう。医者の考えを患者に押しつけるのは感心しませんな。手術で痛い目に遭《お》うたり、抗がん剤の副作用で苦しむより、このまま人生をまっとうしたいんです」

「内視鏡《ないしきょう》の手術はそれほど痛みませんし、抗がん剤の副作用を抑える薬もあります。むかしのイメージで怖がっているのとちがいますか」

「怖いわけやない。もう治療はいらんと言うてるんです」

「しかし、このままにしておくと、前立腺がんはよく骨に転移しますよ。骨転移は痛いですよ」

「アンタはボクを脅す気か」

「脅しているのじゃありません。事実を言っているだけです」

「それでも患者がいらんと言ってるのだから、いいでしょう」

「それは患者のワガママです」

「アンタのほうこそ医者の横暴や。そもそも医療というものは……」

2人は徐々にヒート・アップして、議論の中身も医療論から人生哲学にまで発展しかけた。困ったことになったなと思ったが、どちらも譲らない。市立病院の外来は、ただでさえ混んでいるのに、こんな堂々巡りを続けさせておくわけにはいかない。

「先生、すみません。父には家でよく言って聞かせますので、今日のところはとりあえずこれで失礼いたします」

私は頭を下げて割って入り、念のために導尿カテーテルを留置《りゅうち》してもらって、市立病院をあとにした。

父の言い分

病院を出たあとも、父は不機嫌だった。

父の考えでは、医療はあくまで患者に満足を与えるべきというものだから、病気を治すことばかりを優先する医者には、好感を持っていなかった。麻酔科医として、治療を優先して患者を死なせたり、つらい副作用を強いたりする医者を、イヤというほど見てきたからだろう。

医療には不確定要素も多いし、思わぬ合併症なども起こる。医療をやらなければ、少なくともそういうマイナス面は避けられる。だから、むずかしい病気の場合は、何もしないでようすを見るのもひとつの選択肢であり得る。

家に着くと、父は憤然と言った。

「あの医者は、医療の弊害を無視して、自分の価値観ばっかり押しつけて、思い上がりも甚だしい。自分の治療で患者が苦しんだら、どうするつもりや」

怒りが高じて、いつになく興奮した口調が続く。

「医療は患者の気持ちを大事にせないかんやろ。医者は黙って、患者の言うことを聞いとったらええねん」

それは逆やろうと思ったが、珍しく父が感情的になっていたのは、別の理由があったようだ。

「おまけに、あいつは骨転移が起きたら痛いと抜かしよって、ボクを脅迫しよった。医者の風上にもおけんヤツや」

もちろん部長は脅迫したわけではないが、そう聞こえたのは、父が心の底ではがんの骨転移を恐れていたからだろう。

私の妻が、「生検だけでも受けはったらどうです」と言うと、「生検も入院になるからイヤや」と拒絶した。理由を聞くと、「好きなテレビが見られへん」などと子どものようなことを言ったらしいが、本音は、例によってタバコが吸えないとか、生検のような痛い検査はイヤだということのようだった。

「じゃあ、もう治療は受けないんだね」

私が念を押すと、「ホルモン剤だけはのんでみようかと思う」などと都合のいいことを言う。前立腺がんは、男性ホルモンに反応するので、ホルモンの阻害剤《そがいざい》を治療に使うのだ。ホルモン剤は抗がん剤ではないから、副作用も少ない。

「もう十分生きたから、これ以上長生きしなくていいと言ってたじゃない」

「長生きはせんでもええけど、骨に転移したら困る」

やっぱり骨転移が怖いのだ。

「でも、僕は泌尿器科医じゃないから、正確な処方はわからないよ。治療を断るのに、ホルモン療法の処方だけ教えてくださいなんて厚かましいことは言えない」

私はちょっと突き放した言い方をした。ふつうの患者なら、治療を受けるなら医師の指示通りにすべきだし、治療を断るならいっさいの治療をあきらめざるを得ないのに、つまみ食いのように、自分の好きな治療だけしたいというのはワガママだと思ったからだ。

「ほんなら、それでええ」

父は不承不承、何も治療しないことを受け入れた。

それから私は泌尿器科の部長に電話を入れ、申し訳ないけれど、やはり父は治療を拒否していますので、こちらでようすを見ますと伝えた。すると、部長は親切にも、「それじゃ、ホルモン剤だけでものんだらどうか」と、詳しい処方を教えてくれた。それで、父はめでたく自分の思い通りの療養ができるようになった。

がんで死ぬ利点

しばらくようすを見て、病院で入れてもらった導尿の管は私が抜いた。排尿はうまくできるようになったが、いつまた出なくなるかわからないので、私はクリニックから留置用の導尿カテーテル一式を持って帰り、いつでも導尿できる態勢を整えた。ホルモン剤もクリニックで処方した。その前から、自己注射用のインスリンも、私がクリニックで処方していた。父が家で気ままな療養ができたのも、身内に医者がいたことが大きかったただろう。

前立腺がんのゴタゴタが落ち着いたあと、父はしみじみと私に言った。

「アンタを医者にしといて、ほんまによかった」

父は純粋な感謝の気持ちで言ったのだろうが、私はやや複雑な思いに駆られた。私には子どもが３人いるが、だれも医者になっていない。つまり、私は父のように都合のいい療養はできないということだ。

ところで、父が前立腺がんの宣告を受けたとき、「これで長生きせんですむ」と言ったのは本心だったのか。

そのことを聞くと、「そら本心や。前立腺がんと聞いたときは、しめた！　と思うたで」との答え。理由は、自分が無闇に長生きすることを恐れていたからだという。

「90歳とか100歳まで生きて、身体が弱ってきてるのに、死なれんかったら困るやろ。がんなら確実に2、3年で死ねるから、しめたと思うたんや」

私も高齢者医療の現場にいて、長生きしすぎて苦しんでいる患者をたくさん見ているので、父の気持ちはよくわかった。

世間では長生きをよいことのように言う人も多いが、実際の長生きはつらく過酷なものだ。足腰が弱って好きなところにも行けず、視力低下で本も読めず、聴力低下で音楽も聴けず、味覚低下でおいしいものもわからず、それどころか、むせて誤飲の危険が高まり、排泄《はいせつ》機能も低下し、おしめをつけられ、風呂も毎日入れず、容貌も衰え、何の楽しみもなく、まわりの世話にばかりなる生活が〝長生き〟の実態だ。

これで認知症にでもなればまだましだが、頭がしっかりしていると、つらい現実がすべて認識され、家族やヘルパーに世話になる心苦しさに耐えなければならない。

以前、私が在宅で診ていた95歳の女性が、しみじみとこう言った。

「先生。わたしは若いころ、毎朝、体操をすると長生きできると聞いて、一生懸命やりましたが、あれが悪かったのでしょうか」

世間にはポックリ死を望む人も多いが、実際のポックリ死にはさまざまな弊害がある。何の段取りもせず急死するから、周囲に多大な迷惑をかける。仕事のこと、家庭のこと、経済面でも困った状況になりかねない。死んだ当人も、準備ができていないから、やり残したこと、思い残したことが少なくないだろう。ほんとうの突然死ならいいが、心筋梗塞にしても脳梗塞にしても、発作が起こってから死ぬまでわずかに時間がある。そのときに、しまったと思っても取り返しがつかない。

その点、がんなら死ぬまでにけっこうな時間がある。会いたい人に会い、感謝や謝罪を述べることもできるし、行きたいところに行き、食べたいものを食べ、観たいものを観、聴きたいものを聴く余裕もある。自分の人生を整理し、さまざまな感慨にふけることもできるだろう。比較的最後まで意識は明瞭だし、よけいな延命治療さえしなければ、肉体的な苦痛も少ない。最大の利点は、確実に死ねることで、長生きしすぎて思わぬ苦しみに遭う危険を免れる。

もちろん、がんで上手に死ぬためには、ふだんからの心構えが必要だ。それなしに、がんの宣告を受けて死ぬとなったら、おいしいものを食べても味はわからないだろう。しかし、人はいつか死ぬのだから、がんになったら最後はこうすると心の準備をしておけば、自分らしい最期をまっとうすることも可能だろう。それどころか、人生の最後の時間をふだん以上に慈しむこともできるはずだ。

こういう考えは、最近、医療者を中心として、世間にも広まりつつある。週刊誌などで「医者が選ぶ最期の迎え方」のような特集があるとき、ほとんどの医者ががんを望ましい死に方の第1位にあげている。

そういう〝イヤだけれど、ほんとうのこと〟が、もう少し世間に広まれば、一定以上の年齢では、がんもさほど忌み嫌われることがなくなるかもしれない。

第6章 死を受容してきらめく日常

死の準備をはじめる

前立腺がんの診断を受け、父もいよいよ死を意識しはじめたようだった。体力的にも衰えが見え、好きだった散歩にも行けなくなってきた。

父は自転車での散歩が好きで、3駅ほど先までの範囲であちこち散歩し、感じのいい喫茶店を見つけると、入ってコーヒーを飲むのが好きだった。同じ店に何度か通い、店員や常連客と仲良くなって、いろいろ話したりもしていたようだ。

一度など、私がたまたま入った近所の喫茶店で、「いつもお父さんから、おもしろいお話を聞かせてもらってます」とマダムに声をかけられ、驚いたことがある。私の写真が出ている新聞記事を、父が見せていたのだ。そのとき、私は髪も整えず、普段着のままだったので恥ずかしかった。

父は元来、おしゃべりで、サービス精神も旺盛なので、あちこちで家の中のことをしゃべっていたようだ。父と私は同じ散髪屋に通っていたので、私が髪を切りに行くと、あるときマスターから、「今度はミステリー小説を書いているそうですね」と言われた。照れくさいので、父に「あまり、外でいろいろしゃべらんといて」と頼むと、次に散髪に行ったとき、マスターに「お父さんが、外であんまりしゃべるなと息子に叱られたと言うてはりましたよ」と言われ、思わずため息をついたこともある。

父はもともとふつうの自転車に乗っていたが、80歳になって脚力が弱ってきたので、電動アシスト付きの自転車を誕生日にプレゼントした。それで散歩の範囲が復活していたが、がんの診断を受けてからは、めったに使わなくなった。

そしてある日、「もう使わへんから」と、その自転車を私にくれた。あれほど散歩が好きだったのにと思うと、父がついに死の準備をはじめたようで、私は寂しかった。

「まだ生煮えや」

父は以前から、パソコンでいろいろ文章を書いたり記録をつけるのが好きで、それを私家版に製本したりしていた。小さいころの思い出や、折々考えたこと、「孫に語る昭和の戦前・戦後の話」と題した文章なども書いていた。

前立腺がんになってから、それらを自分の死後も取り置いておいてほしいと私に頼むようになった。ほかにも若いころ愛読した本や写真集など、いろいろなものを遺しておいてほしいと言いだした。それで私は特別な保管場所を作り、そこに収納するようにした。中にはカトリックの有名な修道女の遺物（敷布の一部）がついた肖像写真や、テレビから録音した東郷平八郎元帥《とうごうへいはちろうげんすい》の声のカセット・テープなどもあった。いずれも、父としては貴重なものかもしれないが、私にすればただのガラクタだ。

さらには、旅行で買ってきたミニチュアのミイラの模型とか、わけのわからない石の飾り、ネイティブ・アメリカンのドリームキャッチャー（蜘蛛《くも》の巣のような飾り）なども置いておいてほしいと言いだした。父はいろいろ理由を説明していたが、私にはこの世への未練としか思えなかった。

妻は「お義父さんが大事にしてるものなのだから」と、素直に受け入れていたが、私は釈然としなかった。

父は仏教的な考えが好きで、日ごろから欲望や執着が煩悩《ぼんのう》の根源だと言っていた。だから、富も名誉も求めず、すべてをありのまま受け入れることがもっとも煩《わずら》いの少ない生き方だと達観していた。私はそんな父を尊敬し、立派だと思っていた。

ところがここへきて、自分の死後にあれを遺したい、これを伝えたいというのは、欲望と執着そのものではないか。

遺品などというものは、遅かれ早かれ廃棄されてしまうものだ。その証拠に、私の祖父、曽祖父の遺品はわずかにあるものの、その前の代のものは何も遺っていない。どうせなくなってしまうものを、なぜ必死に遺そうとするのか。

あるとき、私は父にそのことを糺《ただ》した。執着は苦しみを生むだけじゃないのかと。

すると、父は力なくこう言った。

「まだ生煮えや」

十分に達観《たつかん》しきれていないという意味だろう。そのときの父の困惑したような、悲しげな表情が、私の印象に強く残った。

父は死という初体験を前に、戸惑っていたのだろう。

私の心配

息子としては、やはり父には最後まで立派であってほしかった。それまで悟りきったようなことを言いながら、いざ、死を目の前にすると未練たらたらになるのでは、ぜんぜんダメと思わざるを得ない。

治療に関しても、最後になって「やっぱり1日でも延命したい」と、人工呼吸器などを求めたりすれば、それまでの達観は何だったのかと落胆してしまう。死の準備をしはじめた父を見て、私の心配は、最後の最後で父が豹変《ひょうへん》しないかということだった。

その一方で、年老いて弱っている父に、最後まで立派であることを求めることの酷さも感じていた。それは紛れもなく私のエゴだからだ。

父は重症の糖尿病で、ニコチン中毒ほどもタバコを吸っているので、いろいろな合併症の危険がある。また足が腐りだしたら、今度は自然治癒というわけにはいかないだろう。長年の喫煙のせいで、呼吸困難になったら息苦しくて、場合によっては人工呼吸が必要になるかもしれない。前立腺がんが骨に転移したら、痛みが強くてモルヒネで抑えられないことも予想される。それまで治療を拒んでいたのだから、苦しくても我慢しろと言うのは、死を前にした人にはあまりに残酷だ。

理想は、肉体的な苦痛がなく、医療の世話になることもなく、自然に寿命を終えることだが、果たしてそううまくいくかどうか。

遺品も、父が遺したいと言うのなら、気持ちよく保管してやればいいではないか。ほんとうはもっといろいろ遺したいのを、精いっぱい執着をこらえて、今ぐらいにとどめているのかもしれないのだから。

私だって、遺品などどうせ100年もたてば捨てられるから、何も遺さなくていいと、今は思っているが、死が間近に迫ると、あれだけはこれだけはと、未練たらしく執着するかもしれない。

父に立派さを求めるのは、私の勝手な希望で、親孝行とはほど遠い発想だ。弱っていく父を見て、私はそう思い、あとで悔やまないよう、父の望みをできるかぎり受け入れるようにした。それが父にも伝わったのか、表情が次第に穏やかになっていった。

司馬遼太郎が好きな父は、2011年の12月まで足かけ3年にわたってNHKで放映された「坂の上の雲」の最終回を観て、「これでもう思い残すことはない」と言った。

さらに、翌年の86歳の誕生日に、家族で堺の老舗《しにせ》の寿司屋に連れて行くと、好物の蒸し穴子やトロを食べ、やはり「これでもう、ほんまに思い残すことはないわ」と笑った。

そのときは足腰もかなり弱っていて、車の乗り降りも孫たちが手を貸さないとできない状態だった。

圧迫骨折で死を覚悟

2012年5月2日、父は敷居につまずいて、アコーディオンカーテンにすがるようにずるずると転倒した。このときは大したことはなかったが、その2日後、今度はふとんの上に尻餅《しりもち》をついた。母が支えようとしたが間に合わなかったようだ。そのとき、腰椎《ようつい》を圧迫骨折（背骨の円柱状の部分が押し潰される骨折）したらしく、かなり強い痛みがあった。しかし、父は例によって病院には行こうとしない。

こういうとき、病院に行けば少し楽になるとか、早く治るとか思う人も多いかもしれないが、実際は、痛い思いをしながらレントゲン写真を撮られ、脊椎《せきつい》の何番目が潰れてますと言われて、安静を言い渡されるのがオチだ。鎮痛剤と湿布《しっぷ》くらいはくれるだろうが、それは痛みをやわらげるだけで、治癒を早めるわけではない。父は仰向《あおむ》けに寝ていれば痛みがない状態だったので、私はクリニックから湿布を持ち帰っただけで、あとは何もしなかった。

しかし、トイレに行くことはできず、はじめは母が溲瓶《しびん》で尿を採っていたが、それもむずかしく、おしめを使うようになった。

おしめに拒絶反応を示す高齢者も多いが、長生きをすればだれしも排泄機能が低下するから、長寿を望むなら、イヤでもそれは覚悟しておかなければならない。父はおしめに偏見を持っていないし、現実をありのままを受け入れる性格なので、抵抗なくおしめを受け入れた。

寝ていると痛みはないが、動くと激痛があり、そのせいであの食いしん坊だった父が、食欲をなくしてしまった。尻餅をついた翌日、妻は父の好物の柿の葉寿司を買ってきたが、いつもなら10個は軽く食べるのに、1個しか食べなかった。しかも、タバコも吸わなくなったと母から聞き、これはそうとう重症なんだなと思った。

翌日、両親のいる離れにようすを見に行くと、父はマッサージチェアに横たわり、かなり衰弱したようすだった。母に聞くと、前日の夜から何も口にしていないという。

容態を訊ねると、父は力なく答えた。

「何も食べたくない。もう十分生きたから、これ以上、長生きはしたくない。つらいのはイヤや」

病院に行くかと聞いたが、もちろん答えは「ノー」で、注射も点滴も何もしなくていいと言う。

夕方、子どもたちを連れて見舞いに行くと、父はかつて自分が描いたスケッチを見せ、いろいろ説明して、「これで満足や」と言った。そして、ポツリとこう洩らした。

「この調子なら、あと10日くらいやな。楽になれるわ」

自らの死期の予告に、子どもたちは悲愴《ひそう》な面持ちだったが、母も私も平然としているので、困惑していた。だから、私は彼らに説明した。

「若い人が餓死するのは苦しいけど、寿命が尽きて食べなくなるのは、それほど苦しくないよ。無理に食べさせたり、水を飲ませたりするほうが、本人にはしんどいんや」

高齢者の終末期における誤解

高齢者が徐々に食べなくなると、たいていの家族は心配して、栄養補給剤や点滴などを求める。あるいは食欲の出る薬はないかなどと聞いたりする。

しかし、それはまったく無用のことだ。冷静に考えるとわかるが、飢饉《ききん》で食べ物がないとか、砂漠で水がないとかなら苦しいが、食べ物も飲み物もふんだんにあるのに、ほしがらないというのは、身体が必要としていないということだ。

高齢者が食欲をなくすと、家族はとにかくそれを挽回《ばんかい》させようとする。そのために食事の内容を工夫したり、懸命に介助したりして、少しでも多く食べさせようとする。

訪問診療に行くと、家族が「今日はプリンを3口食べました」などとうれしそうに報告することがある。家族は高齢者が食べ物を飲み込めば喜ぶが、もちろん、それだけでは意味がない。食べ物は消化され、栄養素が血液中に取り込まれ、エネルギーに代謝されてはじめて役に立つのだ。

高齢で食欲をなくした人の胃腸は、たいてい消化・吸収の能力が落ちている。そこへ無理に食べ物を与えられれば、胃腸の負担が増えるばかりだ。たいていは消化不良となり、嘔吐《おうと》するか、未消化のまま排泄される。

点滴なら血液中に補給できるからいいと思うかもしれないが、いくら血液中に入れても、それぞれ臓器で利用するだけの余力がなければ、やはり役には立たない。

高齢者が食欲をなくすのは、そもそも臓器に栄養を利用する力がなくなるからで、利用する力があれば、自然と食欲が湧く。

父はよく、人間の死は飛行機の着陸に似ていると言っていた。高齢者が食欲をなくすのは、飛行機が徐々に高度を下げていくのと同じだというのだ。徐々に下げるから、静かに着陸できる。ところが、医療はそれを無理やり持ち上げようとする。だから、ドスンと墜落するのだと。

自然に死にかけている者は、自然に死なせてあげる。それがもっとも望ましいというのが父の持論だったので、母も私も無闇な延命治療を求めなかった。

輝く庭

そのうち母も両膝の関節痛が悪化し、母自身に介護が必要な状況になったので、両親ともども離れから私の家の和室に移ってもらった。介護保険を使い、父のために電動のギャッジ・ベッドもレンタルした。

和室は庭に面していて、ベッドに横たわった父は、ちょうど咲いていたバラを見て、「きれいやな。キラキラしてる」と言った。改めて見ると、5月の太陽が降り注ぎ、今まで思いもしなかったほど庭全体が輝いていた。これが末期《まつご》の眼なのかと、私は感動した。末期の眼は、通常は死にゆく人が感じるものだが、残される者にも当てはまる。父といっしょに眺める庭は、もうこれが最後なのだと痛切に感じられるから。

父は相変わらずほとんど食べなかったが、横になっていると痛みもないらしく、穏やかな表情だった。私はおしめを替える以外、医療らしいことは何もせず、父が求めることだけをしようと心に決めていた。母も父のベッドの横に布団を敷き、いつもそばについていた。妻も必要に応じて、用事や介護をしてくれる。子どもたちは、朝、和室に顔を出して、「行ってきます」と挨拶して、学校や仕事に出かけていく。帰ってくると、「ただいま」とまた顔を出して、父を喜ばせる。

父は母や私の手を握り、目尻に少し涙を溜めてこう繰り返した。

「いい人生やった。ほんまに幸せな一生やった。十分、長生きしたし、何も思い残すことはない。ありがとう」

母も父の愛情と優しさに感謝し、いい人と巡り会ったと喜んでいた。私も父のおかげで好きなことをさせてもらったと、心からの感謝を述べた。妻も父を慰め、介護を快く引き受けてくれた。

そのうち、父の顔に死相が現れ、いよいよ残り時間は少ないと思われた。しかし、だれの心も安らかだった。父も家族も、全員が父の死を受け入れているので、時間がたとえようもなく穏やかなのだ。

和室は感謝と慈しみに満ち、平凡な庭もかけがえのない自然の美しさにあふれているように見えた。その日常のきらめきは、ちょっと口では言い表せないほど、満ち足りた感じだった。

そのとき私が感じたのは、死を前にしたときの不安や悲しみは、死を拒む気持ちから生まれるのではないかということだ。死を受け入れることさえできれば、すべてがこの上なく安らかで平穏になる。逆に、死を拒んでいると、あれやこれやが心配になり、悲しみや苦しみが尽きない。死はいくら拒んでも遠ざけられないし、いくら医療にすがっても防ぎきれない。

死を受け入れることの安らぎは、経験した者にしかわからないだろう。うまく伝えられないのがもどかしいが、それはこの上もなく平穏で、煩いのない心境だった。

第7章 しかし、思い通りにいかない人の死

死亡診断書の問題

それまで父の薬や湿布などは、私が非常勤で勤務するクリニックで処方していたので、父が亡くなったときの死亡診断書も、私が書けばいいと思っていた。

ところが、クリニックの院長にその話をすると、「実の息子が父親の死亡診断書を書くのは、まずいのとちがうか」と言われた。役所で発覚すると、警察の検視が入るかもしれないというのだ。そんなことになれば、せっかく自宅で亡くなっても、スムーズに葬式を出すこともできない。あとで聞いた話だが、知人の母親は93歳で自宅で亡くなり、明らかに老衰なのに、警察が来て検視が必要だからと遺体を運び出し、あとで引き取り

に来るようにと言われたらしい。

世の中には仲の悪い父子もいるだろうし、場合によっては遺産相続の問題が絡《から》んでいる家もあるかもしれない。ましてや私は父にインシュリンを処方しながら、血糖値のチェックもしていないし、前立腺がんだと知りながら、腫瘍マーカーの値も調べていない。十分な医療を受けさせず、放任の虐待で故意に死期を早めたと疑われても仕方がない状況でもあった。

そこで、私は以前、勤めていた堺市のクリニックの若い同僚だったT医師に、急遽、訪問診療を頼んだ。T医師は快く了承し、1週間後に診察に行くと言ってくれた。

一安心だったが、父はかなり弱っており、死相も出ていたので、1週間もつかどうかが危ぶまれた。それまでに亡くなったら、T医師の診察は、初診が死亡診断というかなり不自然な状況になる。薄氷《はくひょう》を踏む思いだったが、父はなんとかもちこたえた。

診察のとき、父はT医師を見て、「ハンサムやな。優しそうやし、安心した」と笑った。看護師に血圧を測ってもらうと、収縮期血圧が160もあった。

「若いきれいな人に測ってもらうと、血圧が上がるんや」

父は弱々しい声ながら、くだらない冗談を言った。

Ｔ医師が「血圧はいつも高めですか」と聞くと、「（血圧は）測らんことにしてる。そのほうがストレスがないから」と、医療嫌いを地でいく答え。

診察の最後に、Ｔ医師が「何か希望はありますか」と聞くと、父は「もうこれ以上、長生きはしたくないので、楽に死なせてください」と言った。

そんなことを言われても、俄《にわか》に「わかりました」とは応えにくい。Ｔ医師も苦笑するばかりだった。

生命維持の常識を破る

訪問診療がはじまったことで、死亡診断書の問題も解決し、本人と家族の心の準備も整い、あとは〝その時〟を待つばかりとなった。

ところが、世の中は皮肉なもので、準備万端で待ち受けると、得てして不幸は起こらないものらしい。すっかり食欲をなくして、「もうすぐ楽になれる」と言っていた父だったが、なかなか死なないので、そのうち少しずつ食欲が回復してきた。もともとの原因が骨折だったので、安静にしていると治ってきたのだ。

ある朝、和室にようすを見に行くと、「フレンチトーストを食べてみよか」と言った。フレンチトーストは子どものころからの父の好物である。そこでバターと砂糖をたっぷり入れ、バニラエッセンスも利かせて焼いたのを持っていくと、食パンの4分の1ほどを、「おいしい」と言って食べた。

「飲み物は？」と聞くと、「カルピスソーダ」と答える。これも以前から父が愛飲しているものだ。吸い飲みに氷を入れて飲ますと、3口ほど啜《すす》った。

それから、徐々に種類が増え、角切りパイナップルやすり下ろしリンゴ、砂糖入りの牛乳、パン粥などを食べるようになった。いずれも甘いものばかりだが、果物やパン粥も1口か2口で終わりだから、1日の摂取カロリーはせいぜい300キロカロリー程度だったと思う。成人の必要カロリーは、だいたい1800から2200キロカロリーだから、5分の1にも満たない量だ。

水分摂取も、冷蔵庫の角氷を適宜、口に入れるだけだったから、1日500ミリリットルも飲んでいない。尿量も、1日300ミリリットル程度（通常は1000〜150

0）だったから、ふつうなら腎不全《じんふぜん》や心不全《しんふぜん》を疑い、血液検査をして、点滴をしたり、利尿剤《りにようざい》や強心剤《きようしんざい》を投与したりするところだ。しかし、父は死を容認しているから、今さら痛い注射や検査も必要ないし、水分補給も投薬もしない。よけいなことをして、苦しみを引き延ばすのは本意でないので、当人が求めないかぎり、何もしないという方針を維持していた。

そんな状態が2週間ほど続いたが、父は死ななかった。教科書的には、とうてい生命維持できない状況だが、別にひもじさを訴えるわけでもなく、穏やかに過ごしていた。

これがもし死を拒否していたら、1日に何キロカロリー食べないといけないとか、甘いものは糖尿病に悪いとか、尿はどれくらい出なければならないとか、さまざまな制約が発生したところだ。

繰り返すようだが、死を受け入れているから、すべて自然に振る舞える。食べたければ食べるし、食べたくなければ食べない。尿も出ればいいし、出なくてもいい。

だいたい人は、食べろと言われれば食べたくなくなるものだ。本人に喰い力《ぢから》が残っていれば、放っておいても食欲は自然にもどる。

逆に、寿命で腎臓や心臓の働きが弱っているときに、点滴で水分を入れれば、それだけ負担になる。強心剤や利尿剤を投与するのは、瀕死《ひんし》の老馬に鞭《むち》を入れるようなものだ。母は父の食欲回復を喜び、もっと食べさせたいようだったが、その気持ちを抑えて、父の食べたいだけ食べさせるようにした。それで父は、自分のペースで徐々に食欲を取りもどしていった。

30日続いた〝超〟便秘

腰椎の圧迫骨折で食欲をなくしたあと、父はぴたりと便が出なくなっていた。

高齢者の中には、便通にこだわりのある人が多く、私が診療していた患者にも、下剤《げざい》や浣腸《かんちょう》を処方している人が何人もいた。ある患者は、自力で排便できないため、日に3回も4回も浣腸を求めて家族を困らせ、別の患者の家族は、寝たきりで意識のない患者に、3日に一度浣腸をすると決めていて、いつも通りの便が出ないと、どこか悪いのではと心配した。

便は健康のバロメーターだなどと、根拠のない情報が広まったりしているので、診察のときに、便の量や回数、硬さや色などを細かく報告してくれる人がいて、辟易《へきえき》させられる。ときにはおしめにくるんだ現物を見せられ、逃げ出したくなったりした。

便の出口はひとつで、口からの一本道なのだから、吐き気や腹痛がなければ自然に任せておいて大丈夫と説明するが、なかなか納得してもらえない。

父の場合、骨折してからずっと排便がなかったが、2週間くらいは静観していた。しかし、3週目に入るとさすがに私も気になり、カマグという緩やかな下剤をのませてみたりした。それでも出ない。

父に症状を聞くと、なんともないと言う。腹を押さえてみても、柔らかいし、張っているようすもない。食べる量が少ないので、そのせいかとも思うが、まさか食べたものが100パーセント吸収されるわけもないだろう。

ちなみに、糞便《ふんべん》の固形成分でいちばん多いのは、腸壁《ちょうへき》の細胞が脱落したものと、腸内細菌の死骸《しがい》である。食べ物の残渣《ざんさ》ではない。食物残渣は5パーセント程度で、脱落細胞が15から20パーセント、細菌の死骸が10から15パーセントである（それ以外はほとんど水分）。

医学的にはそういうことになっているが、実際問題、たくさん食べたあとにはたくさん出る。それはとりもなおさず、糞便の主役が食べ物のカスということではないのか。それとも、たくさん食べたときには、腸壁の細胞が多く脱落し、腸内細菌もたくさん死ぬとでもいうのだろうか。

閑話休題。

父は少しずつ食欲を回復し、豆ごはんやキツネうどんなども食べるようになった。それでも便は出ない。どうなっているのかと首を傾げていたが、最後の排便から丸30日が過ぎたとき、ついに父は便意《べんい》を催した。

「ちょっと便が出そうな気がする」

そう言ったが、寝たきりだったので排便する力がない。そこで、私は60ミリリットルのグリセリン浣腸をした。液を注入し、しばらく肛門を押さえてから解放したが、おしめには浣腸の液しか出なかった。おかしいと思ったが、浣腸のチューブの先に、わずかに便らしきものが付着していた。そこで念のため、ゴム手袋をはめて、肛門内に指を入れてみた。すると、直腸に粘土《ねんど》状の便がごっそり溜まっていた。

地獄のような摘便

尾籠《びろう》な話で恐縮だが、私は肛門に入れた指で溜まった便を掻《か》き出した。摘便《てきべん》という方法で、在宅医療ではおなじみの処置だ。

父は痛がったが、ここはしんぼうしてもらうしかない。私は心を鬼にして、人差し指で懸命に便を掻き出した。しかし、便が柔らかいので、なかなかはかどらない。硬い便なら、指をまわり込ませて、タコヤキをひっくり返す要領でくるっと取り出せるが、父の便は粘土のようなので、指先ですくうようになり、一度にたくさん掻き出せない。取っても取っても奥から降りてくる。何しろ1カ月分の便だから、生半可な量ではない。

指を入れるたびに、父が「うわぁーっ」と悲鳴を上げる。

「ちょっと我慢して」

私が叱咤《しった》する。

「痛ぁいー」

父は顔をしかめて絶叫する。私はまなじりを決して激励する。

「もう少ししんぼうして！」

「あっ、もうアカン」

「ダメ！　まだ残ってる」

これを医療行為というのかどうかわからないが、私は必死の思いで摘便を続けた。直腸というのは想像以上に広い空間で、人差し指のつけ根まで突っ込み、レーダーのように回転させても届かないほどの広がりがある。私は手首を右へ左へと返し、えぐるように便を掻き出した。息は口だけでして、鼻は完全にブロックしているからにおいはわからないが、部屋はおそらく強烈な状況のはずだ。父もつらいだろうが、私もこめかみに汗を流しながら作業を続けた。

そのうち、ふと不安がよぎった。このハードな摘便で、ゴム手袋が破れはしないか。万一、破れたらおぞましい状況になる。しかし、手袋を二重にするにしても、汚れた上に重ねるのは気持ちが悪い。父も必死に痛みに耐えているのだ。私はゴム手袋の武運長《ぶうんちょう》久《きゅう》を祈りつつ、摘便を続行した。

すると、途中から、父が悲鳴の合間に笑い声を上げだした。

「ぎゃあー、痛い、わははははは」

「なんで笑うの」

「わからん。わははははは」

「大丈夫？」

「い、いや、アカン。あははははは」という具合。

別に頭が変になったわけではない。あとで聞くと、なぜか笑えて仕方なかったそうだ。笑いの中枢が直腸の奥にあるのではないかと父は言っていたが、そんな説は聞いたことがない。

果てしなく続くかと思われた摘便も、徐々に指に触る便が減り、約1時間後、ようやく直腸は空になった。掻き出した便は、ドンブリに約1杯。手袋も最後まで破れずにすみ、私の指も悲惨な状況にならずにすんだ。

次々と療養の常識を覆す

摘便のあと、肛門をきれいに洗って、おしめをつけたが、1時間後に見ると、大量の粘血便があふれていた。量はおよそ洗面器に1杯。出口に溜まっていた宿便《しゅくべん》が取り除かれたので、S字結腸《けっちょう》から下行結腸《かこう》あたりまでの便が一気に出たのだろう。血便になったのは、摘便で直腸粘膜から出血したせいだ。

その後、3回ほど続けてトマトジュースのような血便が出て、母は心配していたが、私はようすを見ていた。通常なら、やれ止血剤だの、下痢《げり》止めだの、血液検査で貧血の有無をチェックだの、いろいろしなければならないところだ。しかし、父の場合は死を受け入れているので、よけいな医療行為をせずにすむ。静観していると、3日目に血便は自然に止まった。

療養や介護では、先々のことを考えすぎて、よけいな心配を増やし、いらない苦労を背負い込むことが多いのではないか。30日間の便秘は極端かもしれないが、1週間や10日、便が出なくても、嘔吐や腹痛さえなければ、ようすを見て大丈夫だと私は思う。だいたい便秘で死んだ人の話は聞いたことがないし、便が出ないのも身体の都合によるのだろうから、出るまで待てばよいのである。

それを下剤だ、浣腸だと常に先まわりするから、逆にそれなしではいられなくなる。

腸だっていつも下剤や浣腸で助けてもらえるとなると、自力で排便しなくてもいいと甘えてしまう。自分で腸の能力を弱めているようなものだ。

父の便通はその後も不安定で、母が気にして下剤をのませたり、便が緩くなりすぎて整腸剤をのませたりしていたが、最終的には何ものまさないのがいちばんスムーズということになった。

食事や水分も、必要とされる量を摂らなくても死なないことや、30日の便秘でも大丈夫なことを、父は身をもって示してくれた。これは私には新鮮な驚きだった。

多くの医療者や患者は、〝医学的な基準〟に囚われすぎて、いたずらに不安を増やしているのではないか。もう少し緩やかな基準でも、穏やかに見守るほうがトータルとしてQOL（生活の質）は高まるだろう。

安全を優先すべき医師がこんなことを言うと、お叱りを受けるかもしれないが、こと高齢者の場合は、大らかな療養や介護のほうが当人には楽だと思う。

床ずれにも寝たきりにもならない

父の介護では、ほかにもいくつか介護の常識が覆された。

たとえば、床ずれ。

父は腰椎圧迫骨折の痛みで、体位変換ができず、ずっと仰向けのまま寝ていた。ふつうなら床ずれを心配するところだが、例によって死を受け入れているので、今さら痛い思いをして体位変換などする必要はないと、そのままにしていた。

骨折から3週間ほどして、痛みがやわらいできたので、恐る恐る身体を横に向けてみた。するとやせて背骨が浮き出ているが、背中にも仙骨《せんこつ》部にも床ずれはできていなかった。

その後も、父はなぜか仰向けが好きで、一度も身体を横に向けなかった。食事のときはギャッジ・ベッドの床板を起こすが、それ以外はずっと仰向けのままだ。たまに背中が赤くなって、訪問看護師が皮膚防護用のテープを貼ってくれたりしたが、それも数えるほどだった。それで、結局、死ぬまで一度も床ずれはできなかった。ベッドはふつうのマットで、床ずれ予防のエアーマットを入れていたわけではない。おそらく皮膚が丈夫だったのだろう。

高齢者医療の現場では、床ずれ予防には、一に体位変換、二にエアーマット、三に栄養補給とマッサージなどと言われるが、慎重に介護していても、床ずれができるときはできる。それは、皮膚の寿命が尽きかけている人で、介護でどうこうなる問題ではない。中には自宅では床ずれはできないのに、ショートステイに行くとできるという人もいるが、そんな微妙な状況の人はそう多くないと思う。

ほかにも、ずっと寝ていると寝たきりになるという常識も、父は見事に覆した。圧迫骨折のあとは、父は背中が痛くて完全に寝たままの状態だった。将来、寝たきりになることを恐れるなら、早期離床《りしょう》といって、痛いのを我慢してでも身体を起こす訓練をしなければならない。しかし、死を容認していれば、今さら寝たきりもヘチマもない。それでずっと寝たままにしていた。

ところが、徐々に痛みが消え、食欲も回復してきたので、訪問リハビリを受けることになった。骨折してから1カ月半後のことだ。

リハビリの初日、理学療法士が来て、どれくらい残存機能があるかをチェックした。

そのとき、父は理学療法士に支えられながらだが、ベッドから降りて立ち、数歩、歩くことができた。

つまり、少々寝ついていても、歩ける人は歩けるし、歩けない人はいくら早期離床しても歩けないということだろう。

希望をくじくようなことを言うと思われるかもしれないが、努力すれば必ず報われるというのはウソで、こと病気や老化現象に関しては、大半がなるようにしかならない。そう肚《はら》をくくって、あるがままを受け入れるというのが父のやり方だ。

努力もしない代わりに、無理もしない。だから、よけいな煩いもないし、無駄な苦悩を背負い込むこともない。父を見ていると、執着さえしなければ、案外、何事も受け入れがたい結果にはならないようにも思える。

第８章　回復して新たな試練が

父の甘えと妻の本音

話は少しもどるが、骨折後１カ月あまりたつと、父の症状はかなり回復してきた。おしめを交換するときも、それまでは痛みで顔をしかめていたのが、自力で腰を持ち上げられるようになった。食事の量も増え、死相も当然のことながら、消えてしまった。

状況が少し改善しても、母と妻と私は手厚い介護を続けていた。もうすぐ死ぬと思っているから、できるだけのことをしなければという気になっていたのだ。ところが、その前提が徐々に崩れてきた。

父は上げ膳据《す》え膳で、着替えも身体を拭くのも、何もかもやってもらえるので、しごく満足そうだった。食欲も順調に回復し、1日3回食べるようになり、骨折後、やめていたインシュリンの注射も再開した。

夕食に妻がチンジャオロースを作ったとき、父は自分の嫌いなピーマンだけのけて完食した。それを見て、私は父の圧迫骨折は完治したなと思った。しかし、相変わらず寝たきりの状態で、自分からは動こうとはしなかった。

そのころ、父はよく昼間からアイマスクで目を覆っていた。

「暗くないの?」と聞くと、「暗いほうが胎内感覚があってええんや」と答える。すると、母が横から、「母親のお腹の中にいたら何もせんでもいいから、よっぽど恋しいんやね」と、嫌みを言った。

父は一人っ子で、祖母が溺愛したこともあり、小さいときからかなりの甘えん坊だった。そして、しっかり者の母と結婚したため、身のまわりのことを何でもやってもらえる状況が続き、甘えん坊のまま年老いたようだ。父は文句は言わない代わりに、日常のことはたいてい母に頼っていた。

骨折の痛みもなくなったはずなのに、完全介護を満喫している父に、妻が不満を持ちはじめた。

「お義父さんは死にそうだったから、どんな介護でもしようと思ってたけど、元気になったのなら、自分でできることはやってほしいわ」

もっともな言い分だ。

さらにこうも言った。

「リハビリを頑張って元気になるか、どっちかにしてほしい」

「どっちかって、もうひとつは何？」

私が聞くと、妻はニヤリと笑い、「それは、言えない」と応じた。元気になるか、死ぬか、どっちかにしてくれと言うのだ。鬼嫁め！　と思ったが、気持ちはわからないでもない。在宅医療の現場にいると、介護の過酷さが並大抵でないのがわかるからだ。

これまでどれほどの介護者が、相手に「死んでほしい」と思っただろう。もちろんそれは口に出しては言えない。だから、よけいにストレスが溜まる。

私はそういう言いにくいことも、明らかにしていくほうがいいと思う。当人の前で言うのはよくないが、差し障りのないところで思いきりしゃべれば、ストレスの発散にもなるし、口に出せば、そんなことを考えてはいけないと自分を戒める気持ちにもなるだろう。建前を優先して、無理に押さえ込むから、我慢が暴発して、高齢者に心ない言葉をぶつけたり、場合によっては虐待、介護殺人のようなことにもなってしまう。

リハビリの開始

私は妻の意見を入れて、父に、「痛みがましになったんなら、リハビリでもしたら」と勧めてみた。父はちょっと未練たらしい顔をしたが、「わかった」と応じた。

ケアマネージャーに頼んで、訪問リハビリに来てもらうことになったが、リハビリの開始までにも、自分でできることは練習してもらうことにした。

たとえば着替えなどだが、これがうまくいかない。すぐ母が横から手を出すのだ。袖を通すとか、ボタンを止めるとかでも、ちょっと父がまごつくと、すぐに母が手伝ってしまう。倒れる前からそうだったらしく、父もされるがままになっている。これではリハビリにならない。父の依存的な性格は、世話女房すぎる母が作り上げた面もあるようだ（その点、私は大丈夫だ。世話女房でなさすぎる妻を持っているから）。

やがて、6月も半ばを過ぎ、父の日になった。以前はいっしょに映画を観に行ったり、近くの温泉に連れて行くことが多かったが、今年はどこへも行けない。

「今日は父の日だけど、何かほしいものはある？」

私が聞くと、父は苦しげな表情で、「リハビリを頑張って、できるだけのことはしようと思うてる。いろいろ迷惑をかけてるから、何もほしいものはない」と答えた。父も父なりに気を遣っているのだ。

そのことを妻に伝えると、彼女もしんみりした顔になった。

突然の状況悪化

理学療法士による訪問リハビリは、週に2回でスタートした。父は内心では1回で十分だと思っていたようだが、まわりの無言のプレッシャーに負けて、渋々2回を受け入れたようだった。

私は何度かリハビリを見学させてもらったが、理学療法士はさすがに専門家だけあって、コツをわきまえていた。椅子から立ち上がるのでも、私が介助したときは、太腿の筋肉が弱っていて立てなかったが、理学療法士が指導するとすっと立てた。立つ前にお辞儀をするように、頭を前に屈めるのがポイントだ。ほかにも寝返りの打ち方や、ベッドからの起き上がり方も上手に教えてくれた。

「この分なら、けっこう元通りに近い生活ができますよ」

理学療法士はそう言って、父を励ましてくれた。

ふつうは喜んで元気が出るところだが、父はちがった。リハビリ開始の5日後に、突然、嘔吐し、一気に調子を崩したのだ。

嘔吐は早朝だったが、母によると、夜中から「しんどい」と繰り返していたらしい。吐いたのは胃液のみだった。

ようすを見に行くと、父は顔面蒼白《そうはく》で、表情も苦しげだった。パジャマを着替えさせて、角氷を口に入れたが、むせて飲み込めない。母に胸をさすってもらいながら、「しんどい、しんどい」と繰り返す。

この日、私は大学の講義があり、夜も人に会う約束があって、家にいることができなかった。昼間、何度か妻に電話をして聞くと、父はずっと苦しげで、呼吸も荒いとのことだった。

母が「どこがしんどいの」と聞くと、「全部しんどい」と答えたという。妻が用事で出かけると、父は不安が募るらしく、「あー、しんどい、苦しい、うーっ、うーっ」と大声で呻《うめ》いたそうだ。母が心配して、お腹をさすると、「触るな！　いらんことするな！　黙っとれ！」と怒鳴ったらしい。結婚して五十数年、父に怒鳴られたことなど一度もなかった母は、心底、驚いたようだった。

妻が自動血圧計で血圧を測ると、上130下80で正常だった。しかし、父は血圧計を巻くだけで、「痛い、痛い」と顔をしかめたという。それはつまり、大袈裟に反応しているということだ。もちろんわざとではなく、いわば無意識のヒステリー反応だろう。呼吸も苦しそうだけれど、喘鳴《ぜんめい》はないというので、私は予定通り、人と会って夜に帰宅した。

帰ってすぐ和室に行くと、父も母もすでに眠っていた。呼吸も落ち着いているので、そのまま引き上げた。

翌朝、午前5時ごろ、廊下まで聞こえるような声で唸りだしたので、ふたたびようすを見に行くと、父はまだ目をつぶっていた。

「しんどいの」と聞くと、はっと目を開き、「眠たい」と言う。

「じゃあもう少し寝てたら」と言って、しばらくようすを見ていると、また「うーっ、うーっ、しんどい、しんどい」と顔をしかめる。

「大丈夫？」と聞くと、また我に返ったような顔で、「えっ、大丈夫や」と答える。どうやら、唸っているのは無意識のようだった。

この日はリハビリの予定だったが、もちろん中止にしてもらった。

あとで聞くと、父は、「みんなにリハビリで頑張れと言われるのがしんどい」と、母に洩らしていたらしい。せっかく完全看護で楽をしているのに、元気になると、自分でいろいろしなければならなくなるのがつらかったようだ。それでとりあえずリハビリは無期限停止ということにした。

それは介護か虐待か

父の状態は、いわゆる「せん妄」と呼ばれるものだ。

せん妄とは、脳の循環不全により、一時的に興奮、混乱、意識混濁《こんだく》などを起こすもので、認知症に似た症状が出ることもある。

嘔吐はすぐに収まったが、また食欲がなくなり、水分も角氷くらいしか摂らなくなった。たまにフレンチトーストを口にしたが、食べながら「しんどい、しんどい」と繰り返す。夜も唸り続けるので、「しんどいの?」と聞くと、「いいや」と答える。それなら唸らなければいいが、実際はしんどそうだった。父がしんどさを否定するのは、無意識に私たちに迷惑をかけたくないと思ってのことだろう。

このころの父のようすを思い返すと、家族に負担をかけたくないという気持ちと、自分でいろいろしなければならないことへの拒絶の両方があったように思われる。突然、せん妄状態になったのも、現実に対する無意識の抵抗だったようだ。

数日後、尿が出ていないと母が言うので、下腹部を見ると、椀を伏せたようにふくらんでいた。私は用意してあった導尿カテーテルを入れた。前立腺がんが進行していたらしく、入りづらかったが、隙間をさがすようにしてなんとか挿入した。すると、一気に650ミリリットルの尿が出た。排尿すると、父はほっとした顔で、また「ありがとう。

息子を医者にしといて、ほんまよかった」と言った。

父のせん妄はなかなか治らず、厳しい状況が続いた。母も介護疲れが溜まり、イライラするようになった。

父の部屋にはブザーを用意して、だれもいないときに家族を呼べるようにしていた。あるとき、母が部屋にいるのにブザーがなった。私が行くと、父が私に訴えた。

「ママが怖い。何を言うても怒る」

喧嘩をしたらしく、母はそっぽを向いている。父がいろいろ訴えながら、「氷」と要求すると、母は父の口を封じるように、一度に氷を3つも口に入れた。父はそれを必死に溶かしながら、「ママが、言うことを、聞いてくれへん。もっと、優しく、してほしい」と言った。すると、母は「何言うてんの。もっと氷を食べ」と、また口に角氷を押し込む。父は口いっぱいに氷を頬張らされ、「あー、うー、あー」と、往年の大平総理のように呻く。口から溶けた水がこぼれるから、母はタオルをあてがうが、拭いているのか、口を押さえ込んでいるのかわからない。

「そんなことしたら、息が詰まるやろ」

私が母を咎《とが》めると、父は今度は母をかばい、「あー、ママがかわいそうや。怒らんといたって。堪忍したってぇ」と叫ぶ。すると、母はまた「何言うてんの」とタオルを押しつける。あまり強く圧迫しすぎて、父はほんとうに息ができなくなり、激しく首を振る。母も興奮していて、自分を抑えられないようすだ。

タオルを取ったあとも、母は厳しい声で言う。

「そんな大きな声出したらアカンの。病院へ入れられるで。わかってるか」

すると、父は泣き声になって叫ぶ。

「病院はイヤやー」

母がまたタオルを押しつけ、父は窒息しそうに首を振る。

このままでは危険なので、妻を呼んで母を居間に連れ出してもらった。

母はこれまで父の介護を精いっぱいやり、できるだけ父の希望をかなえようと努力してきた。しかし、母自身が83歳の高齢で、変形性膝関節症で立ったり座ったりが不自由な上、耳も遠いため、父の声が聞き取りにくいなど、ストレスの原因が山積みだった。

父の死を覚悟したとき、母は十分な介護をした上で、父に「ありがとう」と感謝されながら、最期を看取れると思っていたのだろう。それが予想外に持ち直したので、うれしい反面、心身ともに疲れてしまったようだ。心身の負担は、どんな優しい人をも変えてしまう。それを批判できる人はいないはずだ。

居間に行ったあと、母は妻にこう言ったらしい。

「パパはまた元気になるかもしれん。あの人、シブトイから」

「しんどい」は父の戦略？

父の不穏《ふおん》状態は、7月に入っても収まらなかった。

ほぼ1日中アイマスクをしたままで、呼吸のたびに唸り、「しんどい、しんどい」と繰り返す。食欲もなく、機嫌も悪く、いつも眉間に皺を寄せていた。

なんとかしてやりたいが、どうしようもない。仕方がないので、しばらくようすを見ることにした。

父はどうやら、感情失禁《しっきん》になっていたようだ。感情失禁とは、喜怒哀楽のコントロールが極度に弱くなって、わずかなことで感情があふれてしまう状態である。

あるとき、父はヒックヒックと声を上げて泣いていた。

「何が悲しいの」と母が聞くと、「死ぬのがこんなにつらいとは思わなかった」と答えたらしい。

「大丈夫よ。まだ死なないから」

母がそうなだめても、父は泣き止まなかったそうだ。

私は、「大丈夫よ。もうすぐ死ぬるから」と、言ってやったほうがよかったのではないかと思うが、母もそこまで突き放すことはできなかったようだ。

母はヘルパーが来ると和室を出て、居間で介護が終わるのを待つようにしていた。ヘルパーが仕事をしている間、父はいろいろしゃべるらしい。母は家の中のことを話されるとイヤなので、ヘルパーが帰ってから、「家のことや親戚のことを、ヘルパーさんに言うたらアカンよ」と説教した。はじめはおとなしく聞いていたが、途中から、「しんどい。あー、しんどい」と唸りだしたそうだ。父はそうやって説教から逃れようとしたのだ。

母は、ほんとうにしんどいのなら、ずっと唸っているはずだと思い、部屋を出て、庭からこっそりようすをうかがった。すると、父は黙って寝ていたという。

「やっぱりあれは甘えてるだけやわ」

それから母は、父の「しんどい」を信用しなくなった。

妻が和室に行って、介護ベッドの床板を起こしたときも、「あー、しんどい」と言ったので、驚いてリモコンで止め、「どうしました」と聞くと、「さっきのブドウ、おいしかった。ありがとう」と言ったので、拍子抜けしたそうだ。

「お義父さんのしんどいは、口癖みたいなものね」とあきれていた。

私には遠慮があるのか、あまりしんどいとは言わない。

ある朝、和室に行くと、父がこう言った。

「お腹が痛いときは、唸ると楽になるんやけど」

「じゃあ、唸ったら」

「許可が出た。うーん、うーん、あー痛い。けど、唸ってもしゃあない。体力を失うだけ損や」

横で聞いていた母が、「それやったら黙っとき。お腹が痛いんやったら、病院へ行くか」とぴしゃりと言う。すると父は、「それはイヤやぁ」とまた泣きだす。

感情失禁が起こるようになってから、父は幼児返りして、言葉遣いも子どものようになっていた。

見舞客の前では元気に

父の従弟が見舞いに来てくれると、父は大いに喜んであれこれ思い出話をした。息が切れそうになっても、同じ話を繰り返すので、

「その話はもう何度も聞いたよ」と私が注意すると、父は少し考え、大阪・難波《なんば》の古いレストランの話をしはじめた。

「北極星というオムライスの有名な店でな、アンタ（従弟）といっしょに行ったんや。クニちゃん（母）が定食を頼んだら、なかなか出てこんで……」

そこまで話してから、私に「この話ははじめてやろ」と確認したので、みんな吹き出してしまった。

せん妄の不穏状態は続いていたが、国立大阪病院で麻酔を教えた女性医師が見舞いに

来てくれたときは、俄然《がぜん》、元気になった。ベッドから身体を起こさんばかりにして歓迎し、思い出話に花を咲かせた。女性相手なのに、下ネタを連発するので、私は自分の父ながら恥ずかしかった。

訪問診療を続けてくれているT医師に聞くと、診察のあと、父は必ずT医師に握手を求めるらしかった。ついでに看護師とも握手するが、T医師との握手は名目で、本心は看護師の手を握りたいのだ。その証拠に、T医師との握手は10秒くらいだが、看護師にはあれこれねぎらいの言葉をかけながら、1分ほども手を握っているとのことだった。

おしめ交換と陰部洗浄

家で導尿カテーテルを入れてから、おしめは便のためだけにするようになった。便秘ぎみだったので、おしめの交換は週に1、2回ですみ、介護の手間はずいぶん軽減された。

何事にもよい面と悪い面があるが、導尿カテーテルも同じだ。

よい面としては、排尿の介護がいらなくなること。尿でおしめが濡れないので、尿臭もしないし、床ずれもできにくくなる。

悪い面としては、心理的な抵抗や、人によっては違和感があること。膀胱炎《ぼうこうえん》の危険性も少し高まり、カテーテルは定期的に交換しなければならない。

カテーテルの交換は、シリコンチューブの場合は4週間が目安とされる。しかし、父の場合はいつでも私が交換できるので、8週間、交換せずにおいた。前立腺がんがあるので、交換の回数を減らすほうがいいと思ったからだ。それでも何の問題もなかったので、その後はようすを見ながら、12週間もたせたこともあった。やはり〝目安〟はかなり安全を見越して設定されているようだ。

留置カテーテルで排尿は手がかからなくなったが、便が出ればおしめを交換しなければならない。ヘルパーも来てくれるが、毎日来られると気疲れがすると母が言うので、週に3回にしていたため、ヘルパーの来ない平日は母が、日曜日は私が便の処理とおしめの交換をしていた。

バケツに湯をくんで、ベッドの横に新聞紙を広げ、おしめを開いて、ペーパータオルを便にかぶせ、濡らしたペーパータオルで尻を拭く。慣れると使うペーパータオルの量も減り、においの発散も少なくなる。おしめを巻き取るようにして引き出し、付属のテープで丸めて新聞紙で包み込んで捨てる。そのあと、洗剤の空ボトルに湯を入れ、陰部にかけながらセッケンで洗浄する。洗い流したあと、温タオルで陰部をきれいに拭って終わりだ。陰嚢《いんのう》や尿道口《にょうどうこう》もきれいにする。

汚いと思う人もいるかもしれないが、慣れればどうということはない。排泄は人が生きているかぎり続く営為で、高齢者はだれかが世話しなければならない。親のそれを一部でも自分ができるのは幸せなことだ。

そう思ってやっていたが、父には必ずしもありがたいものではなかったようだ。

私が陰嚢を洗うと痛がるのだ。軽く触っただけでも、「痛い！」と声を上げる。私は自分のを触っても別に痛くないので、その感覚がわからない。そもそも父は痛がりで、導尿カテーテルをテープで留めるだけでも、「痛い」と言うので、どこまでほんとうかわからない。

陰嚢は皺の間まで洗わなければならないが、父はすぐ「痛い」と言うので、真綿で撫でるようにそっと洗うが、それでも「うっ」とか「ああっ」とか言う。

「そんなに痛いの」と聞くと、「気持ちええんや」と言う。それなら黙っててくれたらいいのに、つい声が出るらしい。

留置カテーテルを交換するときはたいへんで、ペニスの先を消毒するだけで「痛い」と言う。

「こんなんで痛いわけないやろ」

私が声を強めると、「痛いことないけど、痛いと言うたら楽になるねん。怒らんといて」と懇願する。それでかわいそうになって、できるだけそっと処置をするが、管の入れ替えのときはさすがに「あーっ」と絶叫する。それでもやらなければならないので、例によって心を鬼にして手早くやり終える。

「どう、痛かった」と聞くと、「ちょっとだけ」と答えたあと、加藤茶の往年のギャグをまねて、「チョットだけよ。タンタカタッタ、タンタンタン」と歌いだす。私が笑うと、同じ歌を10回くらいも繰り返す。笑いに紛らせているが、ほんとうは必死につらさをこらえているのだろう。

浣腸をするときも、肛門を押さえながら、「まだ出したらアカンよ。何かほかのことを考えて」と私が叱咤すると、「ほかのこと、ほかのこと」と繰り返したあと、いきなり「出ぇた、出ぇた、月が。まあるい、まあるい、まん丸い」と歌いだしたこともある。

あるいは、浣腸液を入れる前から、「うーっ、うーっ」と唸るので、私が「まだ何もしてないよ」と言うと、「そうや。何もない」と答える。

「何もないときに唸ってたら、狼少年と同じで、ほんとうに苦しいときも何もないと思われるよ」

「わかった」

必死の声で言い、「声を出したらアカン。声を出したらアカン」と自分に言い聞かせながら、浣腸の液が入ると、「うぅーっ、南無阿弥陀仏っ！」と大声で念仏《ねんぶつ》を唱えたので、私のほうが吹き出してしまった。

浣腸してもまだ便が残っていそうなときは、ゴム手袋をはめて摘便をしなければならない。肛門に指を入れると、また「あーっ」と絶叫。そのあとで「あ、痛い、あははは。うっ、痛い、うわはははは」などと笑うので、こちらもおかしくてたまらない。

「なんで笑うの」

笑いながら聞くと、「知らん。そこらに笑いのツボがあるのやろう。縄文時代の土偶も、そのへんに入れ墨がしてある。むかしからわかってたんやな」と、歴史に詳しいところを見せる。そして、すっかりきれいにすると、「ありがとう。世話になるなぁ」と、私に手を合わすのだった。

介護の日々

8月に入ると、父の不穏状態も自然と収まってきた。症状が出ている間はいつまで続くのかと思うが、終わってしまえば、そんなこともあったなですむ。

本格的な介護がはじまって3カ月になり、慣れてきたかというと、逆で、妻のストレスが限界に近づいてきた。

それまで離れにいたのが、同じ屋根の下となるとやはり窮屈《きゅうくつ》なのだろう。外出もままならないし、三度三度の食事の世話も、長引くと負担になる。妻は頻繁に和室に顔を出し、洗濯や掃除をし、買い物や銀行や役所関係の手続きなど、頼まれ事もすべてやってくれていたから、心身のストレスが大きかったのだろう。圧迫骨折はとっくに治っているのに、リハビリを早々にやめてしまい、すべておんぶに抱っこの父が気にくわなかったようすだ。

ケアマネージャーは毎月来てくれ、ヘルパーや訪問入浴のサービスを入れてくれたが、それで妻の介護負担がすべて消えるわけではない。

私はできれば父をずっと家で介護したかったが、私自身の仕事も滞り、いい顔ばかりはしていられない。しかし、感情的になると泥沼にはまるのはわかっていたので、とにかく冷静でいることを心がけた。場合によっては、父を入院させるか、施設に入れることも考えなければならない。だが、施設の実態を知っている私としては、なるだけそれは避けたい選択肢だった。

そのうち、妻が熱中症でダウンしてしまった。頭痛がひどく、しばらく動けない状態が続いた。母は自分たちの介護負担のせいだと考え、肩身の狭い思いをしていた。

一方、父は食事を運ぶたびに、「ありがとう」と手を合わせ、おしめを替えても、身体を拭いても、いつも感謝の気持ちを忘れない。それはいいのだが、あまりに簡単に、「ありがとう」を連発されると、ほんとうに感謝しているのかと、つい邪険《じやけん》な気持ちになってしまう。感謝さえしておけばいいという父の〝やってもらい慣れ体質〟が鼻につくのだ。

妻は数日で回復したが、介護がうっとうしくて、イライラしている。しかし、嫁の立場も気になるらしく、放ってもおけないようすだ。

「いい嫁を演じたいのなら、世話をするしかないし、世話がイヤなら、嫁の立場は気にしないようにするしかないいんじゃないの」

私が言うと、「そんな理屈じゃ割り切れないわよ」と声を尖らせる。妻はふだん、「やると言ったらやる、やらないのなら言わない。どちらか」と言っているくせに、当事者になったら感情が先立つようだ。

「このままだと、介護がいつまで続くかわからない。何年も続くようになったら、わたしの人生が途切れてしまう」などと言って顔を覆う。

私は自分の両親だし、結婚するときや、海外赴任のときもいろいろ協力してもらい、帰国後は父の名義の土地に住まわせてもらっているので、感謝する気持ちが強い。それに在宅医療でもっと悲惨な現場を見知っているので、父の状況が最悪でないこともわかっている。しかし、妻ははじめての経験だし、自分の親でもないのだから、精神的に混乱するのも無理はない。彼女も感謝の気持ちは強いようだが、目の前の介護負担で心がついていかないようだった。

私も感情が抑えられず、「じゃあ、どうしてほしいの」と邪険に聞いてしまう。妻は、「このままでいい」とふてくされる。

少し間を置いて、「ほんとうは自由になりたいに決まってるじゃない」と言うので、私は大きなため息をついて、できるだけ冷静に言った。

「でも、お父さんを強引に施設に入れたりすると、心は安らかにならないんじゃないの」

「……わかってるわよ」

妻も大きなため息を洩らす。

介護者の気持ちは揺れる。感情的になって介護を投げ出し、あとで反省して過剰な介護をしたり、施設に入れてしまってから、罪滅《つみほろ》ぼしに頻繁に見舞いに行く家族もいる。むずかしい状況だが、介護とはもともとそういうものだし、危うい綱渡りを続けながら、とにかく日々を乗り切っていくしかない。

我が家の場合、父が明るい性格だったのが救いで、よく周囲を笑わせてくれた。おしめを替えるときでも、「腰を持ち上げて」と言うと、「よっしゃ！」と元気よく言うが、まったく持ち上がらない。見舞客が来るとき、妻と私が重い座卓を移動させようとすると、２人の動きに合わせて、口だけ「よいしょ、よいしょ」と声をかけるので、妻は笑って力が入らなかったりした。

ふと思いついたように、「むかしは〝親孝行、したいときには親はなし〟と言うたもんやが、今は〝親孝行、したくないのに親がおり〟やな」と言ったこともある。

甘え体質はあったが、父は不平不満を口にせず、ワガママも嫌みも言わず、ひがみもせず、不自由を嘆くこともなく、ごくやりやすい要介護者だったと思う。私は在宅医療の現場で、もっとたいへんな高齢者を見ているから、よけいにそう思うのかもしれないが、父は母や妻や私のことを、十分に気遣ってくれていた。

介護は先が見えないし、心身ともに過酷なので、そのときには暗い気持ちになりやすいが、終わったあとのことに思いを馳せれば、少しは楽になるのではないか。

第9章 認知症も怖くない

認知症の出現

脊椎の圧迫骨折で父は死を覚悟し、自分はこれで楽になれると思っていたのに、予想外に回復してしまった。それでリハビリをさせられかけたとき、せん妄状態になって、そのイヤな状況を回避した。突然、怒鳴ったり、わけのわからないことを言ったりしたのだが、それは一種の防衛反応で、わざとしたのではないと思う。

その混乱は、父をふたたび完全介護にもどすことによって徐々に落ち着いたが、感情失禁は残った。

あるとき、父は突然、声を上げて泣きだした。母が驚いて、「どうしたの」と訊ねると、「かわいそうやー」と泣くので、「だれが」と聞くと、「杜子春《とししゅん》」と答えたそうだ。

「それは芥川龍之介の小説やから、かわいそうと思わなくてていいのよ」

母がなだめても、父はなかなか泣き止まなかったらしい。

またあるときは、むかし読んだ「少年倶楽部」の漫画を思い出して、その話を何度も繰り返し、自分で大笑いしていた。

感情失禁とともに起こった幼児返りも、ますますひどくなった。妻が和室に行ったとき、入れ替わりに母がトイレに行くと、母がいなくなったと思い込み、突然、「うわーん」と泣きだした。その泣き方が小さい子どものようだったと、妻は言っていた。

夢で現役時代にもどり、麻酔をかけているつもりになって、「アトロピンを早く持ってこい。アトロピンがないと、患者が危ない！」と大声を出したこともある。横で寝ていた母が、「夜中に大きな声を出したらアカンの」と叱ると、「ごめんなさい、ごめんなさい」と子どものように謝ったという。そのあとで、「この年になって、いじめられるとは思わんかった」と言ったので、どこまで幼児返りで、どこから正気なのかわからないと、母はあきれていた。

その翌朝、私が「昨夜、麻酔をかけてる夢を見たの」と聞くと、「さあ」と首を振り、母に叱られたこともすっかり忘れていた。

これくらいの混乱は、高齢になればよくあることだ。認知症の初期症状かもしれないが、そもそも認知症を患う人はたいてい高齢で、老化現象も伴っているので、物忘れや混乱も認知症によるのか、自然な老化によるのか、線引きはむずかしい。

自然な老化による物忘れは、行為の一部を忘れ、認知症による物忘れは、行為そのものを忘れるなどとよく言われる。たとえば、自然な老化では、食事の内容を忘れるだけだが、認知症では食事をしたこと自体を忘れる。もっともらしい説明だが、認知症の人でも食事を覚えていることはいくらでもあり、自然な老化でも、状況によっては行為全体を忘れることもある。

簡単なテストで認知症を判定する方法もあるが、私はあまり信用していない。以前、勤めていた高齢者医療のクリニックで、定期的に「長谷川式認知症スケール」というテスト（30点満点で20点以下だと認知症の可能性が高いと判定される）をやっていたが、いったん認知症の診断がついた人が、半年後に5点も点数が上がって、正常範囲に復帰したりしたからだ。これは最初のテストでは緊張しているが、半年たつと私の診察に慣れたせいだと思われる。

緊張しやすい人や、もともと記憶の苦手な人は、テストでは認知症と判定されやすい。逆に、明らかに認知症と思える人に、「野菜の名前を、できるだけたくさん言ってください」という問題を出すと、「コイモ、サトイモ、ナガイモ、ジャガイモ、サツマイモ」とイモだけで5種類も言い、ほかの野菜も合わせてあっという間に10個以上言った老女性もいた。実家の仕事を聞くと八百屋だった。

私が父の認知症を疑ったのは、わけもなく大声を出したり、ベッドの前に据えつけたテーブルを、意味もなくバンバン叩くようになったからだ。

大声は、はじめは「我、奇襲《きしゅう》に成功せり！」とか、「エイ、エイ、オーッ」とか、父の好きな歴史に関するものが多かったが、そのうち、ただ単に「うぉぉーっ」と怒鳴ったり、「うるるるるるぅー」と巻き舌で叫んだりするようになった。しかも、その顔つきが、「芸術は爆発だ！」と叫んでいた岡本太郎そっくりのイッた目つきで、話しかけても曖昧な受け答えしかできなかったので、尋常ではないとわかったのである。

そのうち、テーブルに置いたブラシを左右に動かして、「赤を緑にしたる。固定してあるから大丈夫や。逆転したる。エーイ」などと、支離滅裂《しりめつれつ》なことを口走るようになった。そして、ベッドの前のテーブルを平手で叩きはじめた。

母は驚いて止めようとしたが、聞き入れず、テーブルを離して手が届かないようにしたりしたが、父の混乱は収まらなかった。

父の念力

認知症の症状が現れても、私は治療しようとは思わなかった。

長年の診療経験から、薬が効かないことはわかっているし、何より認知症は治そうと思うことが不幸のはじまりだということを、十分、承知しているからだ。幸い父は寝たきりだったので、徘徊《はいかい》などの〝問題行動〟はなかった。あるのは大声と、意味不明の妄言だけだ。

母ははじめ、父の妄想（たとえば、すでに亡くなっている父の友人が訪ねてきた等）を否定していたが、父が頑として主張するので、互いにムキになって言い争い、ギスギスした雰囲気になっていた。

そこで、私は母に忠告した。

「おかしなことを言っても、ああ、そうかと聞いてたらいいんや」

父にはそれが真実だと思えているのだから、否定されると不愉快になる。外で言いふらすわけでもないのだから、聞き流しておけばいいのだ。そう言うと、母も納得したようで、父に調子を合わせるようになった。すると、父も機嫌がよくなり、妄想が大いに羽ばたいて、私たちを笑わせてくれた。

たとえば、厳《おごそ》かな声で「下にぃ、下にぃ」と言うので、「どうしたの」と聞くと、「井《い》伊直弼《いなおすけ》が桜田門《さくらだもん》のところに出てきた」などと言う。

「ボクが、かかれーっと言うたら、7人の小人がさーっと攻撃して、井伊の首を取ったんや」と、ご満悦なのである。

テレビに安倍首相が映ると、「安倍はけしからん」と父が怒りだす。

「なんで？」と聞くと、憤然として答える。

「終戦の間際、ソ連が満州に攻め込んで、北海道を占領しかけたとき、アメリカ軍が駆けつけてくれたから、北海道を取られんとすんだんや。そやから、日本の首相は就任したら、まずアメリカの大統領に礼を言わないかんのや。ボクが何べんお礼に行けと言うても、安倍は行きよらん」

そして、テレビに安倍首相が映ると、「念力で消してやる。カァーッ、消えろ!」と、すさまじい形相で怒鳴る。テレビは自然に画面が変わるから、安倍首相の映像も消える。すると、父は勝ち誇ったように、「ほら、消えた」と笑顔になるのである。

NHKのアナウンサーが、インタビューの途中で「ハイハイ」と相づちを打つと、「ハイは1回でええの!」と怒鳴ったこともある。その直後に、アナウンサーが「ハイ」と言ったら、「ほう、さすがはNHKやな。いっぺん言うたらちゃんと聞きよる」と感心していた。

この「ハイは1回で」というのは、子どものころに厳しくしつけられたらしく、母や私の子どもたちがうっかり「ハイハイ」と言うと、必ず「ハイは1回でええの」が出た。

父と母が喧嘩しているときも、母が「ハイハイ」と言うと、「ハイは1回でええの!」と父が怒鳴る。きつい口調なので、母は反射的に「ハイ」と言ってしまう。そのあとで、

「なんでわたしが怒られなアカンの」とボヤいていた。

絶妙な認知症

父がどの程度の認知症だったのか、私にはよくわからない。生来のユーモアに加え、感情失禁や幼児返りも加わり、さらに関西で言うイチビリ（お調子者）な面もあるので、単にふざけているところもあるようにも見えたからだ。

私が試しに、「僕の名前、わかる？」と聞くと、「ヨシユキくん（私の本名）」と答える。母を指さして、「この人は？」と聞くと、「クニコ。ボクの奥さん」と答える。私の子どもの名前を順に聞くと、娘の名前が出てこなかった。それで、「わからへんの」と聞くと、少し考えてこう答えた。

「知ってるけど、言わん」

これは絶妙の返答で、わかっているけれど、気分的に言いたくないだけというようにも聞こえる。

「なんでよ。知ってるなら言ってよ」と問い詰めると、「いや、医者には守秘義務があるから、言われんのや」とかわした。ここまでくると、ボケているのか、巧妙なのかわからない。

あるときは、こんなことを言った。

「今日は神様と会議をしてるんや。アンタらには見えへんやろうけど」

神様がふつうの人間には見えないことは、認識しているらしい。

「何の会議？」と聞くと、「焼津に新幹線の駅を造ってくれと頼んでるのや。焼津に行くと、富士山と大阪湾がいっぺんに見えるんや。一挙両得《いっきょりょうとく》や」。

「駅はできそうなの」

「それを今、会議で決めてるんや。どないしまひょ、そうでんなと言うて」

なぜか神様はコテコテの大阪弁らしかった。

「今度、アンタを国宝にしたるわ。クニちゃんとヒロコさん（私の妻）はもうしてあるけどな。ユウちゃん（私の次男）が国宝館を建ててくれるから、そこへ入れたげる」

これは感謝の気持ちの表れらしい。

何も食べていないのに、急に、「あー、おいしい」と言ったこともある。「何が」と聞る。


くと、「酸素」と答える。水が飲みたいときも、「H2Oをください」と言ったこともあ
蒸しタオルで頭を拭くと、髪の毛が少ないので、地肌もきれいになる。すると、「こういうとき、ハゲてると便利やな」と言ったり、テレビでムンクの「叫び」が出ると、「ラッキョみたいな顔をしてる」などと、案外、まともなことを話すこともあった。

最後のほうは、テレビで戦争の話をしていたせいか、父の妄想にマッカーサーがしきりに登場した。

「今、マッカーサー元帥《げんすい》が来てはるんや。ええ人やで。どうぞ上におってくださいと言うてるのに、いやいや、同じ高さでけっこうですと言うて、ここに寝てはるんや」

ベッドを指さすから、「狭いんじゃないの」と聞くと、少し身体を横にずらし、「肩を抱き合って寝てるから大丈夫や」と言う。

「マッカーサーとボクは大の親友になったんや。ボクのことを頼りにしてると言うてくれた。そんなええ人やのに、何も知らんと、片道燃料で突っ込んでいったんや。やめとけと言うてるのに、20歳そこそこで突っ込んでいったんや」と泣きだす。ゼロ戦の特攻

隊を思い出しているらしく、「かわいそうやぁ。まだ若いのに、女も知らんと、ほんまにかわいそうやぁ」と泣きだす。

母が「泣かんでもええのよ。もうすんだことやから」となだめ、気をそらせようと、「マッカーサーとしゃべるのは、英語やからたいへんやねぇ」と言うと、「マッカーサーはギリシャ語しゃべるから大丈夫や」と言う。

「パパはギリシャ語をしゃべれるの？」と母。

「しゃべれる」と父。

「それなら、今日は何曜日かわかる？」と、私がちょっと意地悪く聞くと、「忘れた」と言い、母を指さして、「この人が忘れなさいと言うたから」と、また絶妙の弁解を付け加える。

ほかにも、我が家の犬にフランス語を教えたり、「今、足で翻訳をやってる」と言いながら、「A、B、C」と足で文字をかたどるふりをしていたこともあった。

「D、E、F、これは簡単や。Gがちょっとむずかしい。丸書いてチョンチョンや」などと言い、「はははは」と笑う。

とにかく楽しい認知症で、退屈しなかった。私たちが笑うと父も機嫌がよくなり、和室はいつも明るい雰囲気に満ちていた。

認知症は穏やかに受け止めるべし

私は15年以上、高齢者医療に携わってきたが、薬や精神療法で認知症が治った経験はほとんどなく、症状が改善した場合でも、治療の効果だと確信したことはない。偶然であったり、家族の対応がいい影響を与えた可能性のほうが高いと思う。

そもそも認知症の薬として知られるアリセプトは、認知症を治す薬ではなく、認知症の進行を抑制する薬である。これはたいへん巧妙な言いまわしで、説明によっては〝必ず効く薬〟となる。患者の家族が、「ぜんぜん効いていません」と言っても、「いや、効いていますよ。薬をのんでいなければ、もっと悪くなっていますから」と言えるからだ。

私はこれまで300人ほどの認知症患者にこの薬を処方したが、効いたと感じたのは1人だけだった。逆に、2人は薬の副作用で症状が悪くなった。アリセプトには、興奮、不穏、徘徊などの副作用が報告されているからだ。残りはほとんど効果なし。それでも、のんでいなければもっと悪くなっていたのだと、自分に言い聞かせて処方していた。そうでも思わなければ、良心が痛んでやっていられない。

認知症の患者を抱えた家族の苦労は筆舌に尽くしがたく、私が診療した家でも、徘徊で何度も警察の世話になったり、夜に大声で「殺される！」と叫んで、驚いた通行人が家に飛び込んできたり、真夏にクーラーを消して部屋を蒸し風呂にしたり、逆に真冬に窓を開け放して部屋を冷凍庫にしたりというところがあった。

ある奥さんは、夫が夜に布団や畳の上で放尿《ほうにょう》するので（おしめはしているが、わざわざはずしてする）、その処理のために2カ月で10キロ近くやせた。デイサービスに行かせても、セクハラ行為が頻発《ひんぱつ》して、情けないやら申し訳ないやらで、精神的にまいっていた。その夫は腎不全で思いがけず早く亡くなったが、そのときの奥さんの晴れ晴れした顔は忘れられない。

夫が死んで喜ぶとはなんと薄情な、とは思わない。認知症介護の過酷さは、どんなヒューマニズムも削り取るカンナのようなもので、たぶん釈迦《しゃか》でもキリストでも耐えられないだろう。たいせつな家族が死んでほっとするというのは、認知症介護の厳しい現実で、それは紛れもない事実だ。

私は認知症は治そうとしたりせず、できるだけ穏やかに受け止めるべきだと思っている。父は寝たきりだったので、徘徊や不潔行為に悩まされることはなかったが、大声を出したり、ベッドのオーバーテーブルをバンバンと叩くことが問題と言えば問題だった。それで近所の家に、「大きな声や音が聞こえるかもしれませんが、父が認知症なので、どうかご心配なく」と説明に行った。

ほかに、父が寝たきり状態になったあと、私が「座れるようになったら、車椅子で外に連れて行ってあげる」と言ったら、急に起き上がりかけたときも困った。ベッドから落ちそうになるので、母と懸命に止めたが言うことを聞かない。

「落ちると危ないから」となだめると、父は「わかった」と言いつつも、起き上がろうとする。「今は無理だから、リハビリをしてからにしよう」と言うと、「よっしゃ」と返事はいいが、やはり起きようとする。これが認知症なのだなと、妙に納得した。

母が必死で止めようとすると、父はよけいに起きようとするので、「止めるのをやめたほうがいい」と言ったが、母も老化現象で頑固になっているので聞かない。そこで私は母を止めることもやめた。このままだと父がベッドから落ちるか、母が転倒するか、いずれも骨折の危険性が高いが、そうなったらそうなったときのことと覚悟を決め、静観することにした。すると、しばらくして父も母も疲れて、争いは終結した。

両親のどちらかが骨折すると、今後の介護はかなり困難を増す。しかし、認知症の人を止めるのはむずかしい。最悪の状況を避けようとして、あれこれ先手を打つのは先手必勝のやり方だ。そこには必ずよけいな煩いが紛れ込む。私は父の〝先手必敗〟の戦法で、覚悟をした上で穏やかに見守るという方法を採った。危険性は増すが、そのほうが徒労も少ないし、気持ちも穏やかでいられる。

〝問題行動〟は認知症患者の報復？

当たり前のことだが、たいていの家族は、認知症の問題行動に怒る。粗相《そそう》をした、大事なものをなくした、変なものを食べた、わけのわからないことや同じことを何度も言う、危ないことをする等々。

腹が立つのはわかるが、当人はなぜ怒られているのかわからない。わざとではないし、悪気があるわけでもないのに、なぜそんなにきつい言葉を投げつけられるのか、わからないから不快になる。叩かれたりすると、よけいに不快さは増す。その怒りが、無意識の報復として、介護者をさらに困らせる〝問題行動〟として出るのではないだろうか（「問題行動」という言い方は、介護者からの視点で、病気の症状をそう呼ぶのはふさわしくないという観点から、専門書などでは「周辺症状」という用語が使われる。記憶障害や判断力の低下など、認知症の本質である「中核症状」の「周辺」で起こる「症状」という意味）。

その証拠に、かなり重症の認知症でも、〝問題行動〟の少ない家は、家族が穏やかに患者を見守っている。

以前、私が診ていたある老人は、息子の名前もわからず、会話も成り立たないほどの認知症だったが、ほとんど〝問題行動〟はなかった。主たる介護者の嫁が、献身的かつ大らかに介護していたからだ。

どうしてそんなに優しくできるのかと聞くと、「おじいちゃんは、わたしたちが若いころに親切にしてくれたから」という答えが返ってきた。感謝の気持ちがベースにあれば、介護もうまくいくという一例だ。

別の老女性は、不穏と徘徊があったが、次女の家に引き取られてから落ち着いた。次女は姉も妹もいるが、介護に協力してくれないので、娘は自分1人だと覚悟を決め、母親を明るく介護していた。ほかの人間に頼る気持ちを捨てることで、良好な介護を実践していた例だ。

前頭側頭型《ぜんとうそくとう》認知症（ピック病）の男性は、妻が献身的に介護していたので、〝問題行動〟が少なかった。このタイプの認知症は、反社会性が強く、通常ならもっと家族を辟易させるところだ。しかし、妻が頭が下がるほどの愛情を持って介護をしていたので、当人もそれを感じていたのだろう。愛情が好ましい介護を実現した一例だが、夫はもともと、それだけ愛されるに値する人間だったということだ。闇雲に愛情を求めても、それは得られない。

重症の認知症の人でも、全人格が失われるわけではなく、自意識もあれば自尊心も残っている。だから、自分が家族にどう思われているかを、敏感に察知する。厄介者扱いされているのか、ダメ人間と見られているのか、言葉で表さなくても、肌身で感じている。自分に落ち度がないのに、きつく叱責されたり、怒鳴られたりすると、当然、傷つく。無力な高齢者は、力では対抗できない。そのストレスが、無意識に〝問題行動〟として表出される。

逆に、大事にされ、優しくされると、自ずと感謝の気持ちが湧き、無意識のうちにも迷惑をかけないでおこうとする。〝感謝〟というような抽象概念ではなく、単に〝快適〟という動物的反応でも同じだ。快適なら、それを維持しようとするから、状況を悪化させる行動を抑制する。

親や配偶者が認知症になりかけると、家族は心配して、日付を聞いたり、前日の食事の内容を言わせたりするが、それもよくない。患者には大きなストレスで、逆に認知症や老化を進める危険がある。くだらないことを質問されたり、試されたりすると、本能的に自分が受け入れられていないと感じるからだ。

（以上は、私の経験的な実感で、データを取ったわけではないので、ＥＢＭ＝根拠に基づく医療ではない。念のため）

認知症は自然の恵み

一般に認知症はがんと並んで、「なりたくない病気」の上位に位置しているようだが、それは認知症の幻影に怯えているだけだと私は思う。認知症になったら、自分のすべてが失われるので怖いというのは、ある意味、論理矛盾で、すべてが失われれば、恐怖心も消えてなくなる。実際、認知症が進みきってしまった患者は、まったく恐怖など感じていない。

認知症になって、人に迷惑をかけるのがイヤだという人も多いが、そう思うのも健常者の感覚で、認知症になってしまえば何ともなくなる。

理屈抜きで、とにかく認知症になるのがイヤという人もいるだろうが、そういう人は逆にいつまでも認知症にならずに長生きしたときのことを考えてみてほしい。

もちろん例外はあるが、人間はたいてい80歳を過ぎればあちこち老化現象が出て、90歳ともなれば寝たきりになることが多く、100歳まで死ねないと、そうとう苦しい状況になる。身体の自由は利かず、下の世話を受けなければならず、呼吸も苦しく、家族からも疎外され、楽しみも喜びもない無為と不如意の時間を、連日、過ごさなければならなくなるのだ。

そんなとき、頭だけがしっかりしていたら、悲惨としか言いようがない。実際、私がかつて診療した患者の中には、不幸にして頭の老化現象が進まず、過酷な老いの現状をすべて理解して嘆くばかりの人が何人もいた。

92歳で寝たきりだったある女性は、私にしみじみとこう言った。

「長生きしすぎです。家族に迷惑ばかりかけて、ほんとうにつらいです。何のために生かされているのか。早く楽になりたいです」

かたや同じ92歳で、デイサービスに来ていた認知症の女性は、「おはようございます。今朝は猫を食べてきました」などと言って、スタッフを笑わせ、当人も至極ほがらかだった。

老いの不如意に怒り、死を恐れていたある男性は、85歳を過ぎたころから急速に認知症が進み、いっさい不平を言わなくなった。グループホームに入ってからは、ハーモニカを耳に当てて、壁際にたたずんでいた。その姿は電話をかけているのとそっくりで、あたかも空想の電話で、あの世と通話しているかのようだった。

父も認知症のおかげで、死の恐怖や家族に世話をかける申し訳なさをほとんど感じなくなったようだ。〝念力〟や〝歴史上の人物との交流〟などの妄言に家族が笑うと、父もうれしそうだった。

製薬会社の宣伝や新聞記事には、「認知症をあきらめない」などという〝きれい事〟がよく書かれる。だが、私は、よりよい認知症の介護は、まずあきらめることからはじまると思っている。認知症を治したいとか、元にもどしたいという思いに執着しているかぎり、家族は苦しみ、自ら状況を悪化させてしまいやすい。

あきらめるというのは、どうなってもいいと自暴自棄になることではない。認知症も自然の一部として、ありのままを受け入れることだ。そうすれば、無理を求めることもなくなり、心が落ち着く。家族の気持ちが穏やかになれば、患者のストレスも減り、自ずと家族を困らせることも減るだろう。

認知症はたしかに多くの問題をはらんでいるが、不安や恐怖を消してくれるという一面もある。それは過酷な老いの現実に対して、自然が用意してくれたある種の恵みであるように、私には思える。

第10章 安らかな死にも多少の苦しみ

ノロウイルスの感染

２０１２年12月下旬、母がどこかからノロウイルスをもらってきて、吐き下しをはじめた。母を隔離しなければ父にも伝染すると思ったが、入院させるほどではなかったので、どうしようかと思っているうちに、父も嘔吐をはじめた。

母は父のベッドの横に布団を敷いて寝ていたが、私たちにできるだけ世話をかけたくないと思って、父に水を飲ませたりしているうちにうつったようだ。

ヘルパーの来ない日は、私が便の処理などをしていたが、父はノロウイルスに感染しても下痢をしなかった。代わりに粘土状の便が大量に出て、おしめをはずすと、肛門がどこにあるのかわからないくらい、股間にべっとりついていた。それをペーパータオルとぬるま湯を使ってきれいにする。拭きながら、腰を持ち上げさせ、「ちょっとじっとしててよ」と言うと、父は「ハイハイ」と応え、思い出したように「ハイは1回でええと、子どものころに叱られたもんや」と言った。おしめを替えている間中、これを10回以上繰り返す。おしめを替え終えて、私が「よっしゃ、よっしゃ」と言うと、「アンタもよっしゃは1回でええ」と言ったので、思わず笑ってしまった。

父は食欲をなくして、かろうじてリンゴを食べる程度だったが、母はさらに容態が悪く、ほぼ絶食だった。しかし、水分は摂れているので、点滴などはせずにようすを見ていた。

そのあとで、私も体調を崩して、下痢と嘔吐がはじまった。手洗いとうがいはしっかりしたつもりだったが、父の嘔吐を洗面器に受けたときに、飛沫を吸い込んだのだろう。38度5分の発熱があり、寝苦しい夜を明かしたあと、嘔吐と下痢を繰り返した。丸1日絶食、2日寝込んで、ようやくましになった。

私が寝込んだあと、妻が1人で両親と私の世話をしてくれたが、彼女は感染はしなかった。それで私を勝ち誇ったような目で見た。

幸い、父も母も数日で回復し、またふつうの食事ができるようになった。

正月に綿菓子の土産

2013年の正月元日は天気がよかった。

父は体調もよく、少しのおせちと雑煮で祝いをした。

午後、私と妻は近くの大鳥大社《おおとりたいしゃ》という神社に初詣《はつもうで》に行った。以前は父ともよく行った神社だ。大勢の人が繰り出していて、鳥居をくぐってから本殿にお参りするのに1時間半もかかってしまった。

露天商がたくさん出ていて、私は父への土産に綿菓子を買った。綿菓子は甘いもの好きの父の幼少のころからの好物なのだ。70歳をすぎたころから、父はむかしの食べ物を懐かしむようになり、綿菓子以外にも、リンゴ飴《あめ》やカルメ焼きなどをしきりに食べたがった。難波にむかしの駄菓子を売っている店があり、少し前にカルメ焼きを買って帰ると、喜んで食べていた。

正月2日の朝、清拭《せいしき》をしようと和室に行くと、母がすませたあとだった。ところがその無理がたたったのか、母は夜に39度を超える熱を出して、また寝込んだ。ノロウイルスの感染が完全に治りきっていなかったようだ。

翌朝、ようすを見に行くと、母はまだ起きられなかったが、父は元気だった。ところが、部屋がいやに尿くさい。導尿カテーテルを入れているはずなのにと思うと、尿バッグのロックが緩くて、横に敷いた母の布団がぐっしょり濡れていた。尿バッグの尿は、毎晩、母が捨てていた。昨夜は高熱のため、もうろうとして、ロックが甘くなったようだ。母はそのことにショックを受け、かなり落ち込んだ。

年を取ると、失敗や思い通りにならないことが増え、それまでできていたことができなくなるのがふつうだ。そう思えればいいのだが、何事もきちんとしていたい母には、なかなか受け入れられないようだった。

50代の終わりにいる私も、着実に老いつつあり、ものを落としたり、食べ物をこぼしたり、日に日に鈍《どん》くさくなっている。腰も痛いし、膝も痛い。耳も遠くなりかけているし、目も疎い。手の甲にシミもできて、顔の皺も深くなりつつある（髪が薄いのは、今さら気にならない）。

しかし、嘆いてもどうにもならない。長年、高齢者医療の現場にいて思うのは、老いは抵抗すればするほど、苦しくなるということだ。テレビや新聞では、いつまでも活き活き元気でなどと喧伝《けんでん》されるが、そんな気持ちでいると、現実の老いが嘆かわしくなる一方だ。老いればこんなものと、受け入れればさほど心も乱れない。

誕生日の祝い

3月31日、父の87歳の誕生日を祝うため、近くの料理屋から仕出しを取って、家族みんなで食べようという計画を立てた。ところが、数日前から父は体調を崩し、何度も嘔吐して、顔色も土気色《つちけいろ》になっていた。

前日、ようすを見に行くと、おしゃべりな父は、体調が悪くてもいろいろと思い出話や妄想話を繰り返す。声がかすれてつらそうなのに、話すのをやめない。

「この調子だと、しゃべりながら死にそうやね」と私が言うと、「ほんまや」と笑い、疲れたのか、そのまま眠ってしまった。

和室を出るときにふと見ると、父の顔に死相が出ていて、これが父の死に顔かと思うと、私は急に感情がこみ上げ、涙があふれた。父と過ごす時間が残り少ないことが実感され、つらい気持ちになった。

誕生日は日曜日で、東京にいる長男も帰ってきたので、久しぶりに家族全員がそろった。

夕方、料理も届いたが、父はやはり調子が悪く、もうろうとしたままだった。ベッドを半座位《はんざい》（ベッドの上半分を45度に上げた状態）に起こしたが、吸い物も母がスプーンで飲ますほどで、目は閉じたままときどき顔をしかめた。

おそらく最後の誕生日だから、楽しく祝いたかったが、病気は人間の都合になど配慮しない。仕方がないなと思っていると、父はやや元気を取りもどし、料理も少し食べることができた。

孫たちと写真を撮るとき、無理に笑顔を作ろうとするので、私が「サービス精神旺盛やね」と言うと、さらに大きな目を開け、両手をかざして踊るようなポーズを取った。ほんとうにサービス好きな父だ。

そのあとも、私のセーターの色がいいとか、前に見せた娘の振り袖姿がきれいだったとか、いろいろほめたあと、「これもサービスや。けど、疲れたからこれくらいにしとく」と言って、目を閉じた。

後日、孫たちと撮った写真はA4サイズにプリントアウトして、写真立てに入れてベッドの前のテーブルに立てると、父は喜んで、「ありがとう」と言った。そのあとで、「これからはテーブルを叩かれへんな」と言ったので、あの激しいテーブルの殴打は、認知症の症状ではなく、わかってやっていたのだなとあきれた。

最後の日々

私の子どもたちはおじいちゃん孝行で、しょっちゅう和室に顔を出し、ときには天ぷらうどんやすき焼き弁などを作って、差し入れしてくれた。そのたびに、父は「おいしい。優しい孫に囲まれて、ほんまに幸せや」と繰り返していた。

私が便の処理をしていると、父は「イヤな仕事をさせて悪いな。息子にこんなことをしてもろうて、ほんまにありがたい」とも言っていた。

そうかと思うと、また妄想の世界に入り込み、「爆発！　ばあーん。我、爆破に成功せり！」とか、「エイ、エイ、オーというかけ声は、エジプトではエイ、ラー、ホーと言うんや」とか、「M（父の旧友ですでに故人）が喧嘩を売ってきたから、うぉーっと獅子吼《ししく》してやったら、飛んで逃げよった。今、蟻地獄に落ちて、いっぱい蟻にたかられとる」などと、わけのわからないことを言ったりする。

あまり同じことを繰り返すので、母が苛立ち、「もうよろしい。おしまい」と話をやめさせようとする。それでもやめないので、母はおやつのラスクを無理やり食べさせ、まだ口に残っているのに次々詰め込んだりする。父は懸命に咀嚼《そしやく》して、話の続きをしようとする。母はキレて、「もう寝なさい！」と、リモコンでベッドの床板を倒す。それでも父は首だけ起こして、なんとかしゃべり続けようとする。母は完全にアタマにきて、しゃべっている父の口をふさいだり、「もう寝なさい」と、父のまぶたを指で無理に押し下げたりした。

母もそうとうストレスが溜まっていたのだろう。私と娘が部屋にいることも忘れ、父を黙らせるのに必死だった。娘はあとで、「虐待の一歩手前みたい」と笑っていた。

そんなことがあっても、父は母を愛していたようだ。母を指して、「ボクはこの人がいちばん好きや」などと言って笑っていた。

また、母が怒って和室から出ていくと、娘に、「バァバはジィジのことが嫌いやねん」とぽつりと洩らしたこともあった。食欲が落ちてきたとき、私が「あんまり食べたくないの？」と聞くと、「そんなことないで。口を開けるとママが入れてくれるねん。便利や。ほんまに優しい」とも言っていた。

誕生日のあと、父は徐々に弱ってきて、元気がなくなってきた。私はそろそろ最期のことを考えておかなければならないと思いはじめた。

できれば家で看取りたいと思っていたが、必ずしもうまくいくとはかぎらない。特に父は長年の喫煙で、慢性気管支炎の状態だったから、呼吸困難が悪化すれば、病院へ行きたいと言いだすかもしれない。医療否定派の父が、最後の最後に「病院へ」などと言うと、言行不一致で情けない気もするが、父の希望であれば、それに従わなければならない。

家で最期を迎えられるかどうかは、そのときになってみないとわからないと、私は思っていた。

安らかな臨終

7月に入っても、状況はさして変わらなかった。衰弱しているようにも見えたが、表面的には穏やかだった。ただし、声には力がなく、呼吸も一息ずつがため息のようで、生きているのがつらそうだった。

7月26日の夜、妻と私は娘に留守を頼み、近所の夫婦2組と、車で信州へ小旅行に出かけた。

29日の朝、母から電話があり、父の調子が悪いと知らされた。前の晩に発熱し、何度か嘔吐したらしい。その日は大阪にもどる予定だったので、夕方、帰宅してすぐようすを見に行った。嘔吐は収まっていたが、熱があり、父はしんどそうだった。冷たいタオルで額と顔を冷やすと、かすれる声で「ええ気持ちや」と言った。

検温すると39度もあったので、解熱剤《げねつざい》の座薬《ざやく》を入れようとしたが、便が出ていたのでまずそれを処理し、座薬を挿入した。抗生物質の錠剤をのまそうとしたが、むせてうまくのみ込めない。何度か試したが、むせるばかりで危険なので中止した。

夜はずっと母が世話をしていたが、午前2時ごろから痰が多くなり、母がティッシュで拭い取った。

「しんどいの？」と母が聞くと、「しんどい」と弱々しく答えたそうだ。それでも明け方、母が冷たい紅茶とプリンを用意すると、少し食べ、抗生物質の錠剤ものめた。

私はそんなに容態が悪いとは思わず、夜は母に任せきりだった。

朝、和室に行くと、母が「昨夜は一睡もせずじまいだった」と言った。私はいったん引き上げたが、あまり苦しいなら入院を希望するかもしれないので、午前8時すぎにもう一度ようすを見に行った。母はたまたま別用で和室を離れていた。

父は額に冷や汗をかき、顔色もチーズのようで、目はうつろだった。

「大丈夫？」と声をかけたが答えがない。それとほぼ同時に、下顎《かがく》呼吸がはじまった。死の直前に現れる独特の呼吸で、下あごを突き上げるように息を吸う。この状態になれば、もうどんな治療も意味はない。

（病院などでは、心臓マッサージをしたり、強心剤の注射をしたりすることもあるが、

それは家族向けのパフォーマンスで、何の効果もない。その証拠に、医者はそれを〝儀式〟と呼ぶ)

私はすぐ母と妻を呼び、父が最期を迎えることを告げた。

妻は部屋に入るなり、「お義父さん、弘子です」と声をかけ、父はそれまで途切れがちだった呼吸を二度続けてした。それが妻への返事だったのかどうかはわからない。母は「もうアカンの。こんなに早く逝《ゆ》くと思ってなかった」とつぶやいた。

私は父の手を握り、「ありがとう。お父さんのおかげで、僕も幸せな人生だったよ」と声をかけたが、反応はなかった。目は開いているが、うつろで視点が定まっていない。脈を診ると、弱くてほとんど触知できなかった。父の手首が思った以上に細くて、私は痛々しさを感じた。

下顎呼吸は徐々に弱まり、午前8時32分の呼吸を最後に、父は永眠した。

死後処置と葬儀

訪問診療に来てくれていたT医師に連絡してから、私は父の死後処置をはじめた。

おしめをはずし、便の処置をしてから、導尿カテーテルを抜き、母といっしょに湯灌《ゆかん》をした。それから鼻、口、肛門に綿を詰めていく。在宅医療で何度も経験しているので、動揺はなかった。

どちらかと言えば、自分で父の死後処置ができるのは幸せなことだと思っていた。子どものころから私を一人前に扱い、いろいろ支援して、常に温かく見守ってくれた父の最期を、自分で看取り、最後の処置を心を込めてできるのはありがたいことだ。

あとから汚物が洩れないように、綿をしっかり詰め、頬にも綿を入れて少しふっくらさせ、入れ歯もはめて口元を整えた。すると、死の直前のやつれていた顔が少し若返り、母も喜んだ。

処置が終わったあと、葬儀屋に連絡すると、すぐに担当者が来て、白装束《しろしょうぞく》に着替えさせてくれた。ベッドの上に豪華な錦糸《きんし》縫《ぬ》いの布団をかけ、横に簡単な祭壇をしつらえてくれた。療養の部屋だった和室が、あっという間に弔いの部屋に変貌した感じだ。

父の身体は死後処置のときはまだ温かかったが、ドライアイスを入れると急速に冷たくなっていった。

その日の午後、私は小説の取材で人に会う約束があり、予定通り話を聞きに行った。別段、心が乱れることもなかった。父なら「予定通りにやったらええ」と言ってくれるにちがいないと思ったからだ。死は重大な問題だが、つまらない遠慮や自粛をしなくても、父と私の信頼関係は揺るがない。

その日の夜は、父の遺体の横で家族みんなで仕出しの夕食を摂った。悲しみと寂しさはあったが、できるかぎりのことはやったし、心の準備も前年の5月からできていたので、みんな落ち着いていた。カミュの『異邦人』ではないが、さしあたり父が死んではいないようだった。

私は、もし父の運が悪ければ、最後に病院に行くことになるかもしれないと思っていたので、うまく自宅で死ねてよかったという気持ちが強かった。母はまだまだ死なないと思っていたようで、「こんなに急に死ぬなんて」と繰り返した。

翌31日の朝、父の顔を見ると穏やかで、微笑んでいるようだった。午後に葬儀屋が来て父を納棺し、葬儀場へ運んでいった。私も喪服に着替えて同行した。祭壇には花がいっぱい飾られていて、明るい父にふさわしい華やかさだった。

葬儀は親族だけでと思っていたが、最低限の連絡をするうちに話が広がり、近所の人や父の病院時代の同僚などが通夜に来てくれた。会食も終わり、母と妻たちが自宅に帰ったあと、私が1人で通夜をした。

夜中に何度か線香を替え、父の遺骸に話しかけたりしたが、涙は出なかった。生きている間に、十分なことをしたと思っていたからかもしれない。

不思議なことに、棺の中の父の表情は、見るたびにいろいろに変わった。微笑んでいたり、不機嫌そうだったり、満ち足りているようだったり、不満げだったり。

父の顔が不愉快そうに見えたときは、そんな顔で死んだのかと不安になったが、しばらくするとまた穏やかな顔にもどっていた。死人の顔が動くはずもないので、私の心情が映し出されていたのだろう。

父が家で最期を迎えられたのは、やはり運がよかったからだと思う。いくら医療は死に対して無力だと知っていても、状況によっては病院に行かざるを得ないこともある。

父の死は安らかなほうだと思うが、最後の夜は痰が多くなり、多少は苦しかったようだ。死ぬときは苦しみたくないと望む人も多いが、人間も生物であるかぎり、死を迎えるときには苦しみをゼロにすることはできない（交通事故などの即死は別として）。

翌8月1日、葬儀も無事に終わり、火葬場に向かう霊柩車《れいきゅうしゃ》には、私が父の棺の横に乗った。これまで何度も父を車に乗せて走った道を、父の遺骸といっしょに走るのは妙な気分だった。父は生前、堺の町を車で走るたび、「ここはむかしは○○やった」とか、「ここには××の店があった」などと言うのが常だった。それが無言なので、物足りなかったのだろう。

父が死んだということを、そのとき私は実感した。

第11章 我が家は〝病院死ゼロ〟家族

医療に不熱心な医者の家系

今、改めて振り返ると、父だけでなく、私の祖父母も全員、最後は病院に行かなかった。母方の祖父は戦死だったので別だが、ほかの3人はみんな自宅で亡くなった。

それは医者の家だったことが大きな要因だろう。しかし、家族に医者がいても、病院で最期を迎える人は少なくないのではないか。我が家の家族が病院で死ななかったのは、基本的に医療をあまり信じていない医者が多かったからだろう。

前述の通り、父は徴兵を遅らせることを主目的として医学部に行き、私は作家志望だったが父の忠告で半ば仕方なく医学部に行き、祖父も後述の通り、曽祖父の都合でいやいや医学部に行かされた。医学に対する理想や使命感がない分、冷めていて、医療の限界も見えやすかったのかもしれない。

いずれにせよ、自宅で亡くなって後悔した家族はだれもおらず、むしろよき伝統と誇らしく思っている。

以下にそれぞれの顚末を記してみる。

才人だった祖父

父方の祖父・保義は、1899年（明治32年）、堺市生まれで、子どものころから器用で、機械いじりが好きだった。ゴム動力の模型飛行機作りに熱中し、飛行中にゴムが徐々に緩むのを利用して、空中で落下傘を落としたり、親子飛行機の子機を飛行中に発進させたり、不要となった動力部分のゴムを落下させて飛行距離を伸ばしたりと、さまざまなアイデア飛行機を考案した。

文才と画才にも恵まれ、中学生のころ、堺の大浜にあった水上飛行機の発着場で取材した「飛行機見物」という絵入り雑誌を創刊し、旧友に回覧したりした。

写真も好きで、ソラリゼーションのテクニックを駆使したマン・レイ風の作品などを撮り、各種のコンクールで何度も入選した（盾やメダルが数多く残されている）。後年は日舞《にちぶ》に凝り、花柳芳兵衛《はなやぎよしべえ》氏の知遇《ちぐう》を得て、テレビの「素人名人会」に出場する予定だった（病気で倒れたため中止になったが）。

折りたたみ式の三味線を作ったり、ピアノのふたを開けると自動的に譜面台に明かりがつくような仕掛けを作ったり、スタジオ用のビデオカメラで自分の踊りを録画したり、いろいろなことをする人だった。

そんな祖父だったので、大学は工学部に進みたかったようだが、曽祖父の安太郎《やすたろう》の命令で致し方なく府立の大阪医科大学（大阪大学医学部の前身）に入った。

安太郎はもともと柔道家で、「伊吹堂《いぶきどう》」というところでほねつぎの技術を習得し、「吹」の一字をもらって「山吹堂醫院《やまぶきどういいん》」を開いていた。ほねつぎなのに「醫院」はおかしいと思うが、当時は整骨だけでなく、外科的な治療をついでにしているところも多かったらしい。しかし、当局の取り締まりが厳しくなってきて、医師免許が必要ということになり、安太郎は保義に資格を取らそうとしたのだ。

そんな強権的な親だったので、安太郎と保義は仲が悪く、よくとっくみあいの喧嘩をしていたそうだ。

安太郎はほどなく自宅で亡くなり、保義が山吹堂醫院を引き継いだ。保義は陽気な人で、夜には自宅に友人を招き、サロンのような集まりを催していた。8ミリ映写機を購入し、自ら監督・脚本・主演と、チャップリン並の喜劇映画を作って友人たちに披露したり、プロの演奏家を招いてホームコンサートを開いたりもしていた。

その後、日中戦争がはじまり、保義は徴兵されて軍医として北支《ほくし》（中国の北部）に出征する。さぞや苦労したと思いきや、カメラ持参で中国の風物を芸術写真にしたり（アルバムが残っている）、渡河《とか》中に軍刀を川に落として、あとで拾いに行ったり、中国人の家で油を見つけて炒飯を作ったら、それは灯油でひどい下痢をしたり、馬に乗ると尻のほうに向いてまたがったりと、滑稽な逸話に事欠かない出征だった。

戦後は南大阪国立病院の副院長になったが、機械いじりの趣味は衰えず、副院長室にはグラインダーや万力など、町工場と見まがうような工具があふれていたという。

国立病院を定年退職したあと、嘱託医として企業に勤めたが、69歳のときに脳血栓《のうけっせん》で倒れた。すぐ入院して、治療を受けたが、右半身麻痺《まひ》と言語障害が後遺症となった。

その後、前立腺肥大のために排尿障害が起こり、腹部に穴を開けて膀胱に管を入れる「膀胱皮膚ろう」を作った。

そういう処置を受けると、ふつうは落ち込むが、保義は明るい性格で、見舞客が来ると、「こんなんつけてますねん」と、わざわざガウンの前を開いて尿のバッグを見せたりした。

1970年（昭和45年）の大阪万博のころ、テレビで21世紀の話が出たとき、祖母が「わて（わたし）もアンタも、21世紀まではとても生きられまへんな」と念を押すと、ひとこと、「わからん」と答えたので、その場にいた家族は思わず笑った。

「この人、足かけ3世紀も生きるつもりや（保義はぎりぎり19世紀生まれ）」と祖母もあきれていた。

脳血栓で倒れたときと膀胱皮膚ろうのとき以外、保義はずっと自宅で療養し、祖母と私の母が熱心に介護した。その期間は丸13年。祖母も高齢だったので、母は40代から50代にかけて、ほとんど自由な時間がなかった。一口に13年と言っても、介護はいつまで続くかわからず、その苦労は果てしのないものだっただろう。今さらながら、母が犠牲にした時間の重さを思う。

祖父の最期は唐突に訪れた。1982年（昭和57年）5月、私が医師になった翌年で、祖父が急変したと病院に電話がかかってきて、帰ったときにはもう下顎呼吸になっていた。私は病院で習得したばかりの心臓マッサージを試みたが、祖母が「もうええ」と言ったのですぐにやめた。老衰で死にかけている人間に心臓マッサージなどするのは、実に欺瞞《ぎまん》的な行為だと痛感した。

祖父は肺炎や膀胱炎で何度も危険な状況に陥ったが、そのつど、母の看病で復活した。最後はこれといった病気もなく、寿命が尽きるように静かに亡くなった。

享年83歳。当時としては長生きなほうだった。

道理をわきまえていた父方の祖母

父方の祖母・富美は、1902年（明治35年）生まれで、与謝野晶子《よさのあきこ》や橋田壽賀子《はしだすがこ》氏の出た大阪府立堺高等女学校（現・泉陽《せんよう》高校）を卒業したあと、保義に見初《みそ》められて、当時は珍しかった恋愛結婚をした。

ほどなく一人息子の輝義《てるよし》を授かったが、腎臓結核に冒され、生死の境をさまよった。薬物治療では軽快せず、腎臓の摘出術を受けることになった。

昭和のはじめのことで、まだ全身麻酔はなく、皮下麻酔だけで手術を受けた。皮膚を切るところから、肋骨を切除するところまで、富美はすべて覚えていて、執刀医が「痛かったら、痛いと言いなさい」と言ったので、はじめは「痛い」と訴えたが、そのうちへばってきて、「いー、いー」としか言えなくなったと話していた。

富美は外聞や外見を気にせず、肩書きなどにもこだわらない公平な見方のできる人だった。輝義が病弱だったため、外へ連れ出すために自転車を習った。当時はきちんとした家の主婦が自転車に乗るなんてと、眉をひそめられる時代だったが、富美は息子のために必要ならばと、意に介さなかったらしい。

保義が中国に出発するとき、あわや装備の拳銃(軍医だったため、支給されなかったらしい)が間に合わないようになりかけたときも、富美は自分で調達し、兵舎に持参して、衛兵に面会を断られてもめげず、たまたま通りかかった司令官に直訴して、保義に拳銃を手渡すことに成功した。一主婦が偉い軍人に直訴するなど、当時ではあり得ないことだったらしいが、富美は物怖《ものお》じしない性格だった。

私が小さいころ、母はしつけが厳しかったが、祖母はのびのび育てたほうがいいと、私を甘やかしてくれた。今でも覚えているが、雨の日、道路脇の溝に長靴で入り、水をせき止めて遊んだりしたのは楽しい思い出だ。母がいるところでは、そんな遊びはぜったい許されなかった。

祖父が倒れたあと、祖母は母とともに介護に専念し、ほぼ完全に外出をしなくなった。「息が詰まらない?」と私が聞くと、「あちこち行きたいと思うとつらいけど、すぱっとあきらめたら何ともない」と言っていた。

祖父が亡くなったとき、祖母は80歳だったが、それまでの不自由を取りもどすように、積極的に難波や中之島に1人で出かけるようになった。デパートをまわったり、美術館へ行ったり、むかしよく行った老舗の料理屋でおいしいものを食べたり、周囲が驚くほどの元気さだった。

私に息子ができると、祖母は上手に曽孫《ひまご》を遊ばせた。開いた絵本を逆さに立てて作ったトンネルにボールを転がしたり、むかしの遊び歌（「天神さんの駕籠《かご》」や「せっせっせ」）などで、小さな曽孫を楽しませていた。その創意工夫は、便利なものに囲まれて育った私たち夫婦にはまねのできないものだった。

祖母は度胸も据わっていて、祖父の死後、1人で寝ている部屋に泥棒が忍び込み、引き出しから通帳などを漁っているのを見つけたときも、慌てなかった。気配を感じてベッドから身を起こすと、部屋の隅で泥棒が仕事に熱中していたが、祖母は下手に騒ぐと危ないと思い、そのままそっと横になった。やせていたので、泥棒も祖母が身体を起こした気配に気づかなかったようだ。祖母は泥棒が出ていったあと、夜が明けてから警察に通報した。

元気だった祖母も、85歳ころから弱りはじめ、外出などを控えるようになった。

1988年（昭和63年）、私は外務省に入り、大使館の医務官としてサウジアラビアに赴任することになった。出発の日、祖母は自宅で見送ってくれたが、かなり衰弱していて、これが今生の別れかもしれないと思われた。それでも祖母は明るく私を送り出してくれた。

半年後に休暇で帰国すると、祖母はまだ元気でいた。妻のお腹には3人目の曽孫がいて、その誕生を心待ちにしていたようだ。妻はサウジアラビアで無事に出産し、その次男の名前は祖母がつけてくれた。

次の休暇帰国は翌年の3月だったが、その少し前、何気なく祖母に電話すると、ほぼ危篤状態だった。私はすぐに一時帰国しようとしたが、なかなか飛行機のチケットが取れず、そうこうしているうちに、1990年（平成2年）1月、臨終の知らせが届いた。享年87歳。死因は老衰で、最後の1週間は父の従弟が往診して、点滴をしてくれたらしい。

おばあちゃん子だった私は悲しかったが、外務省に入るとき、この日が来ることは覚悟していたし、それまでにできるかぎりおばあちゃん孝行をしておいたので、取り乱すことはなかった。

きまじめだった母方の祖母

母方の祖母・坂部《さかべ》利子《としこ》は、1906年（明治39年）丙午《ひのえうま》の生まれで、そのせいでもないだろうが、夫・房雄《ふさお》とは早くに死に別れた。

房雄は海軍嘱託のサルベージ会社の重役で、インドネシアのスラバヤ支店長として単身赴任し、帰国するとき、海軍の重要人物と同じ飛行機に乗り合わせたため、米軍に撃墜されて死亡した。1944年(昭和19年)4月、利子が38歳のときである。

その後、利子は2人の娘を連れて、房雄の郷里・和歌山に身を寄せるが、そこも空襲で焼け出され、自分の父親の郷里である三重県志摩《しま》郡御座《ござ》(現・志摩市志摩町御座)に疎開した。そこで終戦を迎え、以後、死ぬまでそこを離れなかった。

利子は実践《じっせん》女子専門学校(現・実践女子大学)を卒業していたので、教員免許を持っていた。それで中学校の英語教師として、生計を立てることになる。定年まで地元の中学で教え、退職後も村の子どもを相手に、自宅で小さな英語塾を開いていた。

私が子どものころ、利子はときどき堺の我が家に泊まりに来た。土産はいつもバナナだった。私にはさほどありがたくなかったが、かつてバナナが贅沢品とされていた時代があったらしく、利子には高級な土産だったようだ。

利子は生真面目な性格で、何事もきちんとすることを好んでいた。

何かの病気で手術をすることになったとき、こんな逸話がある。

父が麻酔を担当し、利子に「1から順に数えてくださぃ。そのうち眠くなりますから」と言って、麻酔薬を注射した。利子は、「1、2、3……」と数えて、6くらいで意識を失った。無事に手術が終わったので、麻酔を醒ますと、利子は意識がもどるや、「7、8、9」と続きを数えはじめたらしい。

「お義母《かあ》さんはほんまにきまじめや」と、父が感心していた。

利子が住んでいた御座は、真珠《しんじゅ》の養殖で有名な英虞《あご》湾の先端にあり（今は「伊勢志摩スペイン村」の近くと言ったほうがわかりやすいかも）、村のはずれに御座白浜という浜辺があった。この浜辺は砂時計に入れてもいいほど細かな白砂が広がり、遠浅《とおあさ》で、海水の透明度も高く、波も穏やかという恰好《かっこう》の海水浴場だった。しかも、端には岩場もあり、海の小動物を観察することもできた。私は小学校4年生の夏休みから、毎年、家族で御座に遊びに行くのが楽しみだった。高校生になってからは、ときどき1人で利子を訪ねた。御座は漁港でもあるので、利子はいつもアワビやサザエなど、新鮮な魚介類をふんだんにご馳走してくれた。

その後、利子は心臓が弱り、堺に出てきたときは、父が勤務していた国立大阪病院で診察を受けていた。

1977年（昭和52年）、私が大学3回生のとき、夏の終わりに1人で訪ねていくと、心なしか元気がなかった。帰り際、いつもなら連絡船の船着き場まで見送ってくれるのに、このときは家の門口で別れた。妙だなと思ったが、たぶん心不全がかなり進んでいたのだろう。私はまだ基礎医学しか学んでおらず、症状を見抜くことができなかった。

その年の11月末、祖母から母に電話があり、調子が悪そうだというので、母がようすを見に行った。当時、母は保義の世話にかかりきりで、泊まりがけで家を空けることなど一度もなかったので、私はよほど悪いのかと心配した。

母は3日間、御座で祖母の世話をして帰ってきた。それから数日後の12月5日、深夜に御座の駐在から電話がかかり、利子が亡くなっていると知らされた。

祖母は地元の医者にもかかっていて、夜に胸が苦しくなったので、往診を頼んだらしい。地元と言っても、車で30分以上かかるとなり村の開業医である。祖母は医者が来たときに入れるよう、雨戸を開けようとして倒れたようだった。発見されたのは、玄関の土間で、往診に来た医者が警察に連絡してくれた。

それまでも、祖母が堺に来たとき、母は大阪の病院に入院するように勧めたが、遠慮深い祖母は、御座にいるほうがいいと言ったらしい。ことさら病院医療を拒絶していたわけではないが、むやみに期待することもなかった。

享年71歳。亡くなった日も、午前中は英語塾の生徒を教えていたというから、ぎりぎりまで元気でいたと言えるだろう。

延命治療で助かった妻の叔父

妻の義理の叔父《おじ》も最終的には自宅で亡くなったが、ちょっと変わった経緯をたどったので紹介する。

叔父は1931年（昭和6年）、兵庫県加古川《かこがわ》市生まれ。長らく会社勤めをしていたが、定年後は家で悠々自適の暮らしをしていた。若いころに交通事故に遭い、頭部を打撲して体調を崩したこともあったが、それ以外はさしたる病気もしなかった。

2006年（平成18年）、叔父は75歳のときに胃がんの診断を受け、手術をするかどうかが問題となった。長年のヘビースモーカーだったため、重症の慢性気管支炎の状態で、手術後に肺炎を併発することが危ぶまれたからだ。叔父はやせていて体力もなく、この肺の状態では、手術後に肺炎を併発すると命に関わる危険性が高い。しかも、がんは噴門《ふんもん》部（胃の入口近く）にあるため、胃を全摘出しなければならず、部分切除に比べて負担の大きさが懸念された。

しかし、手術をしなければ、がんが悪化して確実に死を迎える。命の危険を冒《おか》して手術に賭けるか、当面の安全を優先して、治癒をあきらめるかの選択を迫られていた。

私は妻の叔母から相談を受け、叔父の肺の状態もある程度知っていたので、手術はしないほうがいいのではとアドバイスした。叔父を診察したほかの医者たちも、同意見だったようだ。

それで叔父は手術をしないことにし、自宅療養を続けた。しばらくして、一人娘に初孫ができ、私も見舞いをかねて祝いに行ったが、叔父はがん患者とは思えないほど元気で、血色もよかった。そのときは、手術をしなくてほんとうによかったと思った。術後《じゅつご》肺炎《はいえん》で命を落としていたら、孫の顔は見られなかったのだから。

その後も平穏に暮らしていたが、2009年（平成21年）4月、叔父は突然、吐血した。在宅医療にかかっていたので往診を頼むと、医者は「手の打ちようがないから、ようすを見ておくように」と言った。叔母は叔父を家で穏やかに看取りたいと思っていたが、夜中に大吐血したので、在宅医の指示で救急車を呼んだ。そして、叔父は神戸赤十字病院の特殊救急部に搬送された。

連絡を受け、私も妻とともに見舞いに行った。叔父は人工呼吸器、導尿カテーテル、胃チューブ、輸血ルート、点滴などをつけられ、鎮静剤で眠らされていた。いわゆる延命治療のフルコースである。それを見たとき、私は困ったことになったなと思った。

医療は常に最善を尽くすのが当たり前だが、いわゆる〝延命治療〟だけは、やればやるだけ患者が悲惨な状態になる危険性が高い。全身が水死体のようにむくみ、出血傾向であちこちから出血し、コールタールのような下血が肛門からあふれ、重症の黄疸《おうだん》で皮膚はどす黒い土気色になり、まぶたはゴルフボールのように腫れ、髪の毛は抜け、顔の相も変わってしまう。

ずっと危篤状態が続くので、家族はいつ訪れるかしれない死を待ち、へとへとに疲れる。部屋は悪臭に満ち、器械と薬で無理やり生かされ、尊厳も何もない状況を強いられる。そんな最悪の状態になるのを避けるには、はじめから延命治療をしないでおく以外にない。

しかし、叔父の治療はすでにはじまっていて、今さら中止することもできない。これから徐々に生きながら腐っていく状況を思い、私は暗澹たる気持ちになった。

叔母によれば、特殊救急部の部長から説明があり、胃カメラで止血を試みたが、不可能だったこと、出血が続いているから輸血をしていること、しかし、輸血の血液は貴重なので、助からない患者にはいつまでも使えないこと、従ってあと3パックで終了する予定であることを告げられたという。

助かる見込みのない患者には輸血をしないというのは、あまりにドライな判断と思われたが、私はそれも致し方ないと思った。むしろ、漫然と輸血を続けて、患者を生きたまま腐らせるような状況に追いやるより、慈悲深いと思えたからだ。

叔母も以前から心の準備があったので、なんとか受け止めることができたようだ。こういうことは、ふだんから十分な知識を集め、よほどしっかり心づもりしておかないと、受け入れられないだろう。

叔父は鎮静剤の投与を受けていたが、それでも意識が消えず、もうろう状態で起き上がろうとした。叔母が悲痛な声で「お父さん、静かにしとって！」と覆い被さるのを見て、私はいたたまれない気分になった。

特殊救急部には見込みのない患者は置いておけないので、翌日、近くの一般病院に移されることになった。朝、叔母が転院先の病院に行くと、個室にいるはずの叔父がいない。間に合わなかったのかと、絶望しかけたが、叔父は詰め所の横の監視室に入れられていた。

叔父は移送後に興奮して、人工呼吸のチューブや胃チューブなど、あらゆるものを自分で抜き取り、再挿入を拒んだため、24時間、監視のできる部屋に移されたのだった。

特殊救急部の部長もさじを投げた叔父だったが、ダメ元で点滴に入れた止血剤が奇跡的に効いて、胃がんからの出血が止まったようだった。

いかに錯乱していたとはいえ、自分でチューブ類を引き抜くほどだったから、生命力があったのだろう。その後も肺炎を併発することもなく、叔父は回復して、数日後には退院した。

そのことをあとから聞かされ、私は延命治療でも助かることがあるのだと、認識を新たにした。吐血したとき、救急車を呼ばなければ、叔父はその場で亡くなっていただろう。

それまで延命治療の悲惨さばかり見てきた私は、よけいな治療をするより、自然な経過に任すほうがよいと頭から決めつけていた。それがまちがっていたことを、率直に認めなければならない。ただし、延命治療をすればすべてが助かるわけではなく、たいていが悲惨な状況になることに変わりはない。その危険を冒して延命治療に賭けるか、わずかな救命の可能性を捨てて、自然な最期を選ぶか。

我が身や家族にその選択を迫られたときは、大いに悩むだろう。救命の可能性は捨てず、悲惨な状況も避けられるという都合のいい選択肢は、あり得ない。

その後、叔父は7カ月、自宅で穏やかに過ごした。その間に2人目の孫も生まれた。徐々に弱りつつはあったが、不安や煩いはなかったようだ。

叔父の最期はあっけないものだった。叔母がほんの少し目を離した隙に、大量に吐血し、叔母が部屋にもどったときにはすでにこと切れていた。
享年78歳。妻と娘家族に囲まれた安らかな臨終だった。

在宅死と病院死の比較

何事にもよい面と悪い面がある。私は長年の在宅医療の経験から、自宅で最期を迎えるのがいちばんだと思うが、在宅死にもよい面と悪い面がある。その一方で、病院死にもやはり両面がある。相互は補完し合う関係にある。

在宅死のよい面は、住み慣れた環境で、規則に縛られることもなく、好きなときに好きなことができ、部屋にペットを入れたり、音楽をかけたり、カラオケを歌ったりもできることだ。病院ではそれはなかなか許されない。

一方、在宅死の悪い面は、病院ほどに充実した医療を受けられないことだろう。レントゲン検査も胃カメラもできないし、もちろん手術などもできない。入院していればそれらが可能だ。

在宅では常に家族がそばにいて、見舞い客も自由に出入りできる。そういう意味で心の安らぎがある。しかし、医者も看護師もおらず、何かあったときに不安である。病院では当直医や看護師もいて、いつでも必要な医療が受けられる。急変時の対応も可能で、そういう意味で安心感がある。

在宅死では、ただじっと死を待つだけだが、病院死ではできるだけの医療を受けられる。しかし、それは人間としての尊厳を失わされる危険がある。

在宅死は穏やかで尊厳を保ちやすいが、治療をしない分、死が少し早めに訪れる危険性がある。

病院死は治療でいくばくか命は延びるが、注射や検査で痛い目に遭い、器械やチューブにつながれて、不自由で尊厳のない状況を強いられる危険性がある。

ここまで比べてわかることは、病院死のよい面は、医療が有効であるという前提に立ってはじめて成立するということだ。もしも医療が無効なら、その必要性はなくなり、医者も看護師も不要ということになる。

果たして、医療は死に対して有効だろうか。

命を延ばしさえすればいいというのであれば、たしかに医療は有効だろう。しかし、延びる命の質は考えなくていいのか。つらく苦しい悲惨なだけの延命なら、ないほうが安らかだろう。長い人生の最後に、数日もしくは数週間の悲惨な時間を付け足して、どれほどの意味があろう。

そのわずかな生を放棄することは、決して命を粗末にすることではない。最後まで治療をあきらめないというのは、理念としては美しいが、現実には害が多すぎる。人間らしい尊厳を保つためには、ある種の達観と賢明さが必要である。

第12章 平穏な死はむずかしくない

平穏な死を阻むものは何か

だれしも、平穏な最期を望んでいるのに、実際にはなかなかそうならないのはなぜだろう。十分に長生きをし、住み慣れた我が家で家族に囲まれ、痛みも苦しみもなく、眠るように息を引き取る。そんな理想的な最期を阻むものは何か。

それはやはり、よけいな医療だと私は思う。

どんな薬でも、身体に反応する力がなければ、効果はない。いくら利尿剤を投与しても、腎臓が働いていなければ尿は出ないし、いくら強力な昇圧剤を注射しても、心臓がへたっていれば血圧も上がらない。つまり、身体が死に向かっているときには、どんな薬も無効ということだ。

それでも、多くの人が最後の最後まで治療を求める。それは治療すれば、わずかでも死を遅らせることができると思うからだろう。実際、わずかになら死を引き延ばすことはできる。しかし、その延びた命は、たいていは見るも無惨な器械と薬に生かされる非人間的なものだ。

現代は医療が進歩したおかげで、さまざまな延命治療が可能になった、と思うのは大きな誤解で、いくら医療が進歩しても、人の死を食い止めることはできない。一部には有効な治療もあるが、率直に言って大半は無益。無理に死を食い止めようとすれば、身体は生きたまま腐るような状態になり、尊厳も安らかさもない悲惨な最期になる。

では、そんな治療をだれが求めるのか。

最後に治療を求めて、平穏な死をさまたげてしまうのは、たいてい家族だ。死にゆく当人は、治療を求める元気もなく、ただ早く楽になりたいと思っている。

父も祖父も祖母たちも、死ぬ直前は生きているだけでしんどそうだった。父が圧迫骨折で食欲をなくしたとき、そのまま最期を迎えたいと言ったのも、生きているのが苦しかったからだろう。だから、私も無理に治療したり、栄養補給をしたりしなかった。死に瀕している人の苦しみは、経験しなければわからない。それをなまじ有効な治療で引き延ばすのは、酷なことだと私は思う。命を延ばすと言えば聞こえはいいが、その実態は無益な苦痛を引き延ばしているだけである。

最後までベストを尽くすとか、どこまでもあきらめないというような文言は、世間ではウケがいいが、終末期医療では現実を知らないきれい事で、死にゆく当人にとっては迷惑なだけである。

家族が死にゆく人に最大限の治療を求めるのは、相手に対する愛情であり、慈しみであると思うかもしれないが、実際は大切な身内と別れたくないという感情に、家族が支配されているだけのことが多い。終末期医療の現場で、何度もそんな場面に立ち会っているとよくわかる。

ほんとうに死にゆく相手のことを思うなら、本人の望む通りにしてあげるべきだ。食べたくないと言えば食べさせず、薬はいらないと言えばのませないことだ。しかし、なかなかそうはできない。家族は心配で、わずかでも死にゆく人によくなってほしいと願っているのだから。

しかし、少し冷静になって考えてほしい。何もしないで、静かに見守ることが、死にゆく人にとってもっとも楽で、平穏であるということを。よけいな医療は、死の平穏さをさまたげるばかりであることを。

しかし、感情的になっている家族には、なかなか理解してもらえない。医者も遠慮がちに言うこともあるが、下手をすると、サジを投げた、冷たい、患者を見捨てるのかなどと批判される。だから、簡単には言い出せない。

家族の思いと〝儀式〟

死にゆく人を思う気持ちはわかるが、感情に振りまわされて、当人をいたずらに苦しめるのは本末転倒だろう。

〝地獄への道は善意で敷き詰められている〟と言われるように、よかれと思ってすることは、抑制が利かないから恐ろしい。吸収する体力がなくなっているのに、無理やり食べさせたり、寝たきりにさせないよう立たせたり、おしめをつけさせず無理やり便座に座らせたり、介護か拷問かわからない状況も実際にある。

まじめな家族ほど、医者の言いつけを守って、処方された薬をすべてのまそうとするが、薬の必要性はすべて同じではない。必ずのまなければならないものから、念のために出しているものまでさまざまだ。念のための薬など無理にのます必要はなく、むしろ誤飲の危険や副作用を考えると、のまさないほうがいい場合も多い。

さらに正直に言えば、終末期には必ずのまなければならない薬などなく、消化吸収の負担を考えれば、何ものまさないのが患者にとってはいちばん楽というのが実際のところだ。

薬をのませるのは、たいてい家族の安心のためで、いわば〝儀式〟である。医者も薬を出さないと、「何もしてくれなかった」と言われたりするので、やはり〝儀式〟として処方をする。

解熱剤や鎮痛剤（麻薬を含む）、制吐剤《せいとざい》とか下痢止めは使ってもいいかもしれない。使うほうがいいかどうかの見極め方は、効果があるかどうか。使ってみて、本人が楽になれば使えばいいし、変わらなければ使う必要はない。

死ぬ間際に点滴を求める家族も多いが、これもたいてい不要だと私は思う。点滴をするとなんとなく安心という意味で、これも〝儀式〟に含まれるが、在宅医療をやっている友人の医者たちに聞くと、口をそろえて「高齢者は点滴などせず、乾いて死ぬのがいちばん楽そう」と言う。

仮説だが、死ぬ前に水分を摂らなくなると、脱水になって血液が濃縮し、終末期に分泌される脳内モルヒネの濃度が上がって、苦痛が消えるという説がある。そこへ点滴などすれば、血液が薄まり、脳内モルヒネの効果も下がってしまうというわけだ。

死の悲しみは税金のようなもの

大切な家族を失うことは、言うまでもなく大きな悲しみだ。それを避けることはできない。だが、悲しみを小さくすることは可能だ。

それはひとことで言えば、心の準備である。

自分が先に死ぬ以外に、家族の死を見送らずにはすまないのだから、そのときのことをあらかじめ考えておくことは、無駄ではないだろう。

大切な両親や配偶者の死など、つらくて考えられないという人は、心の準備なしにその状況に直面するので、当然、うろたえ、動揺する。感情に支配されるから、すぐ病院へとなって、悲惨な延命治療コースに取り込まれてしまう。

家族の死に対する悲しみは、高額の税金に似ている。あるとき急に納税義務が発生するので、みんな慌てふためく。前もって心の準備をするのは、予定納税しておくみたいなもので、イヤなことだが、最後に大きな負担を背負わなくてすむ。

死を前提とした心の準備をしていると、家族と過ごせる〝今〟のありがたさが身にしみる。そうなれば、くだらないことで意地を張ったり、言い争いしたりすることも減るだろう。いつしか永遠の別れが来ると思えば、素直に感謝の気持ちも湧いてくる。こちらがそう思えば、相手にも伝わる。自ずと家庭の空気はやわらぎ、今、無事に生きていることの幸せを実感できるだろう。

これは理屈で、実際はなかなかそうはいかない。私もいくら妻の死を意識しても、些《さ》細《さい》なことでムカつき、不機嫌になることが多い。それは人間だから仕方がない。しかし、死を思うと、少しは機嫌の回復も早まるだろうし、「ごめん」「ありがとう」も言いやすくなる気がする。

死を意識すると、早晩、両親と別れることも実感できるので、今のうちに親孝行しておこうという気になる。忙しくても、親孝行の時間を取っていれば、〝その日〟が来ても、ある程度は納得できる。できるかぎりのことをしたのであれば、それ以上は無理だと思えるからだ。父がよく口にしていた「足るを知る」ということだろう。

子どもの死に対しても、準備しておいたほうがいいと思う。子どもの死ほどつらく悲しいことはないが、現実にそのつらさを経験する人もいる。子どもが人並みに長生きするという保証などどこにもないのに、やたら将来のことを考え、よけいな不安や焦りに囚われ、かけがえのない〝今〟を、幸せの準備で埋め尽くそうとするのはもったいない。

私の知人に、精神的に不安定な娘を持つ母親がいて、一時期、重症になりかけ、自殺の危険もあった。幸い回復して、今は平穏に暮らしている。先日、その母親に会うと、「娘が生きていてくれるだけでありがたい」と言っていた。私は目からウロコが落ちる思いだった。娘はエリートでもセレブでもないふつうの生活を送っているが、母親はそれでも無上の幸福を感じている。

子どもは健康で当たり前、少しでもいい学校に入り、立派な就職をし、満たされた結婚をしなければと思っている親が、どれほど自ら不幸を作り出していることだろう。子どものためを思って、と信じている親が多いだろうが、それはたいていの場合、自分の価値観や安心を優先しているにすぎない。

家族の不安は大半が幻

父が自宅でうまく死ねたのは、父も私も医者だったからだと思う人も多いだろう。実際、導尿カテーテルを交換したり、指で便を掻き出す摘便ができたりしたのは、私が医者だったからだ。しかし、今は在宅医療が充実しつつあるので、導尿カテーテルを入れていても、胃ろうや人工呼吸器をつけていても、自宅で療養することはできる。

それでも家族が死に近づくと、何が起こるかわからないので不安だという人もいるだろう。いきなり血を吐いたり、けいれんしたり、呼吸困難に陥って苦しみだしたらどうすればいいのか。

大丈夫。そんな心配はまずない。

日本人はわずかな危険を過大視して、絶対的な安心を求めすぎる。そのくせ、医療の進歩を盲信し、夢みたいな再生医療や遺伝子治療に期待をかける。イヤなほんとうのことを言う専門家が少ないせいだが、きれい事ばかり広めるマスメディアにも振りまわされないようにすべきだと思う。

家で死にゆく人を看取っても、耐えがたい場面に遭遇することはまずない。たいていが穏やかに、ろうそくの火が消えるように寿命を迎える。徐々に元気がなくなり、意識がぼやけ、生きているのがしんどそうな状態を経て、下顎呼吸に移行する。下顎呼吸はあごを突き出すので、一見、あえいでいるように思えるが、このときにはもう意識はなく、当人は苦痛を感じていないはずだ（確認できないので、断言はできないが）。そのまま見守っていれば、やがて静かに息を引き取る。

下顎呼吸がはじまってしまえば、血を吐いたり、けいれんしたりする力はもう残っていない。

よしんば、療養中に予期せぬことが起こっても、基本的には慌てなくてもいい。仮に入院していても、医者ができることは家族とさして変わらないのだから。

今は医療が進歩したせいで、一般の人が医者を特別視しすぎるきらいがある。もちろん、医者ならではの知識や技能もあるが、こと死に関しては、それほど大きな差はない。いくら医者でも死を止めることはできないし、苦痛を止めるにしても、死を早めるような強い鎮静剤を投与するのが関の山だ。

死にかけている人は強い苦痛には耐えられないから、少し待てば自然に息を引き取る。その苦しみを見るのがイヤという人も多いだろうが、先にも書いた通り、生物たる人間は、ある程度の苦しみを経なければ死ぬことはできない。繰り返すが、その覚悟を持つことが、苦しみを最小限にとどめる秘訣である。

医療の素人たる家族では、死を看取るのが不安という人も多いだろう。だが、考えてみてほしい。今ほど医療が充実する前は、だれもが家で平穏に最期を迎えていた。江戸時代とか明治、いや、地方なら太平洋戦争後でも、家族が看取っていたはずだ。それで悲惨なことになったとか、耐えがたい状況だったというような話は皆無に近いだろう。

家族の不安は、医療を素人の手の届かない特別な行為と思うことから生じる〝幻想〟である。私自身、多くの患者さんを在宅で看取ってきて、自分に特別な能力があるとは思えないし、それで問題が起こったことは一度もない。単に医者という肩書きと、経験があって、落ち着いているだけだ。

だから心配することはない。家族も落ち着きさえすれば、十分、死にゆく人を看取ることができる。

孤独死にもよい面が

家族が看取ることばかり書いてきたが、今はさまざまな理由で家族のいない人もいるだろう。そういう人は、平穏な死を迎えられないのか。そんなことはない。むしろ、家族がいないほうが、平穏に死ねる可能性もある。無理解な家族に、平穏な死を阻まれる心配がないのだから。

最期を迎えるとき、家族がいなくても、今は介護保険のサービスも充実しているし、地域包括支援センターなど地域支援事業もある。ケアマネージャーや保健師、社会福祉士など、それぞれの専門性を生かして、充実したケアをしてくれる。

もちろん贅沢を言えばキリがないが、少なくとも介護保険のスタート前に比べると、天涯孤独《てんがいこどく》の人も決して見捨てられることはない。

しかし、それでも身内がいなければ、孤独死で発見される場合もあるだろう。マスメディアは、孤独死を不幸のように取りざたするが、私は必ずしもそうは思わない。だれもいない部屋で、たった1人で死んでいくのは、さぞかし寂しいだろうと思うのは、当事者でない人の勝手な空想だ。もし、寂しさに耐えられないなら、元気なうちに家族やパートナーを持つだろう。

孤独に暮らすにも、家族を持つにも、どちらにもよい面と悪い面がある。孤独だと自由気ままに暮らせるが、寂しい。家族がいると寂しくないが、自由気ままに暮らせない。自由気ままで寂しくもないというような、都合のいい相手はふつういない。いたとしたら、本人はいいかもしれないが、相手はきっと迷惑している。

孤独死のよい面は、よけいな医療を施されない分、死の苦しみが最低ラインで収まるということだ。その証拠に、孤独死で発見された人が、畳をかきむしるような苦痛の痕を残していることはまずない。餓死の場合でも、死の間際は飢えの苦しみも過ぎ去って、ほぼ苦痛を感じていないと思われる。だから、布団に入って寝たまま亡くなっていたりするのだ。

孤独死のよい面はほかにもある。生きている間、人の世話にならずにすむことだ。高齢者は、世話をかけることを極端に厭《いと》う人が多い。人の世話にならなければ生きていけない自分が情けなくて、惨めで、こんな状態ならもう生きていたくないと思うのだろう。そんなとき、認知症になっていれば楽なのだが、そう都合よくはならない。麻痺や老化で身体だけが衰えて、頭がしっかりしている人はほんとうに気の毒だ。

孤独死の場合は、その気遣いがなくてすむ。自分にできる範囲で生きて、それができなくなって死ぬのだから、他人に世話をかける前にこの世とおさらばできる。

もちろん、孤独死の悪い面もあって、どれほどしんどくても身のまわりのことをすべて自分でしなければならず、痛みや苦しみや不安や孤独にも1人で耐えなければならない。しかし、それは自分で選んだ道であって、それまで自由気ままに暮らしたことを忘れてはならない。

私は在宅医療で、身寄りのない高齢者を何人も診療したが、それぞれに工夫し、自らの生き方を確立していた。孤独な生活者が苦労しているだろうと思うのは、家族持ちの的はずれな空想ではないか。

「死に目に会う」ことの意味

外国ではどうか知らないが、日本では「死に目に会う」ということを、過剰に重視するきらいがある。

もちろん、心情的には理解できる。大切な人の死の瞬間、そばにいたいという気持ちや、最期を見届けたいという気持ちはごく自然なものだろう。

しかし、今は医療が発達したおかげで、現場ではこんなことが行われている。

私が以前、在宅医療で診ていた乳がんの末期患者は、状態が悪くなって入院したあと、2週間で亡くなった。病院からの報告書によると、前夜の午後10時、看護師が部屋まわりをしたとき、心肺停止の状態だったので、急いで当直医を呼び、人工呼吸器をつけて心臓マッサージをした。すると患者は蘇生し、翌日の午後8時に家族に見守られて永眠したとあった。

その報告書を読んで、私はなんとひどいことをするのかと思った。せっかく安らかに死んでいるのに、喉頭鏡《こうとうきょう》で口をこじ開け、太いチューブをのどに差し込み、心臓マッサージで胸を強く圧迫して（やせている人だったので、確実に肋骨は何本か折れているだろう）、器械につないで無理やり心臓を動かすなんて、あまりに残酷ではないか。

家族が死に目に会えたと言っても、それはねつ造された死に目で、ほんとうは前夜に亡くなっているのだ。それを医療で強引に死を引き延ばすのは、医療者と家族のエゴではないのか。

幸い、患者は意識を取りもどさなかったからよかったものの、気がついていたら人生の最後にとんでもない苦痛を味わわされるところだ。それで遺族が死に目に会えたと喜ぶのなら、欺瞞も甚だしい。

病院では家族がそろうまで延命治療を続けたりするが、これも家族の都合を優先してのことで、死にゆく人の安らぎはまるで考えていない。それで愛情ある看取りと言えるのだろうか。

死にゆく当人は、〝死に目〟には何かを感じる余裕はなく、昏睡状態で下顎呼吸を繰り返しているだけだ。伝えたいことがあるのなら、〝死に目〟の前にしっかり伝えておくべきである。

私は、死に目に会うことにこだわるより、それ以前にもっとすべきことがあると思う。元気なうちに孝行したり、愛情を注いだり、時間を割いたり、感謝の気持ちを伝えたりすることだ。

自宅で最期を迎えるのなら、病院のように無理やり命を引き延ばされる心配はないが、自然な死はいつ訪れるかわからないので、死に目にぜったい会いたいと思う家族は、24時間365日、眠りもせず、ずっと死にゆく人のそばを離れられないことになる。

そんなことは現実的には不可能なので、ある程度は運に任す以外ない。よしんば死に目に会えなくても、それまでに十分なことをしていれば、心を煩わせることもないはずだ。

平穏な死を迎えるのに必要なこと

父が平穏な最期を迎えられたいちばんの理由は、あるがままを受け入れる性格だったからだと思う。生来の〝先手必敗〟の生き方も影響していたかもしれない。

さらには、麻酔科医としての経験から、医療に過大な期待を持たなかったこともあるだろう。医療には有益な面もあるが、やりすぎると有害になることを父は熟知していた。だから、死を迎えるにあたっては、検査も治療も求めなかった。

医療の目的のひとつは、人々を安心させることのはずだ。しかし、今の医療は不安と心配ばかり増やしている。生活習慣病、がん、認知症、うつ病などの情報が飛び交い、早期発見・早期治療のスローガンのもと、健康な人までが医療機関に吸い寄せられ、いろいろな制約を受け、義務を負わされている。

さらにはアンチエイジングや、効くはずもないサプリメント・健康食品の宣伝に惑わされ、虚しい希望に振りまわされている。

これらはすべて、人々の弱みと欲望につけ込んだ医療の悪徳だと私は思う。

善良な医療なら、不要な治療や検査は行わず、老化による症状は拒むより受け入れるほうが楽だということを、知らしめるべきではないか。つまり、何もしないで大丈夫ということだ。

何もしないのがよいというのは、父がよく言っていた老荘思想の「無為自然」にも通じる。過剰な医療情報によって作られる健康不安は、仏教的には「妄想」ということになり、父が言っていた「莫妄想（妄想するなかれ）」の気持ちになれば、翻弄されることもなくなる。

さらに「少欲知足（欲を抑えて足るを知る）」の心構えがあれば、むやみに長生きを求めず、無理な治療もしなくなるだろう。

父は何ら偉業を成し遂げたわけではないし、特別、強い人間だったわけでもない。ごくふつうに生き、家族を愛し、一家の主としての務めを果たして、楽しい老後を送った。偉ぶらず、自然に任せて足るを知り、よけいな心配や煩いをしなかった。だから、自由で天真爛漫だった。

医療が進歩しすぎる前は、だれもが家で平穏な最期を迎えていた。父のように無理をせず、あるがままを受け入れれば、だれでも安らかな気持ちになれる。

だから、平穏な死はむずかしくはない。多くを望まなければ。

あとがき

　ここ数年来、「自然死」や「平穏死」を称揚《しょうよう》する本が何冊か出ている。医療に頼りすぎず、できるだけ自然に穏やかな死を迎えたいという人が増えているのだろう。父もまさしく「平穏死」を望み、その思い通りの最期をまっとうした。

　父が亡くなった4日後、グランフロント大阪で、「適塾創設175周年・緒方洪庵《おがたこうあん》没後150年記念」のシンポジウムが開かれ、私も講演者の1人として呼ばれていた。緒方洪庵との関わりなどを話すつもりだったが、私は急遽、予定を変更して、父の最期のことを話した。死の話なのに、こんなにウケていいのかと思うほど明るい講演になった。

　その後もホスピスを考える会や、在宅医療の講演会などで同じ話をしたが、いずれもほがらかな死の話として、好評をいただいた。

今年2月、NHKラジオの「ラジオ深夜便」にも呼んでいただき、「明日への言葉」のコーナーで同じく父の話をした。

本書はそのときの話をもとに、放送でカットされた部分も含めて新書にまとめたものである。

私は父のアドバイスで医者になり、そのおかげで今、医療小説を書いている。若いころは反発したり、気の合わないところもあったが、父は常に私を立て、大事にしてくれた。

だから、父が老いてからは感謝する気持ちが強く、下の世話も夜中の呼び出しもまったく苦にならなかった。

感謝は生きているうちに伝えなければと思い、父が寝込んでから、「お父さんのおかげで、小説家になれたよ」と頭を下げたら、「よかったな」と言うかと思いきや、「ボクもほんまは文学をやりたかったんや」と言ったのには驚いた。認知症のせいもあって、しばらくの間、それを何度も繰り返し言った。

「ボクも書いてるで」と言うので、「何を」と聞くと、「吾輩は猫」と答え、まんざらでもない顔をした。

こんなに気楽に過ごせるのなら、認知症も悪くないなと思わせるような多幸的なボケ方だった。

父は病気になっても検査や治療をしないなど、やや突飛《とっぴ》な考えの持ち主だったが、そのせいで病気が悪くなっても受け入れると、常々言っていた。しかし、ほんとうにその覚悟があったかどうかはわからない。運よく病気が悪化せずじまいだったから。

父は基本的に運のいい人で、だから楽観的な生き方ができたのかもしれない。しかし、多くを求めず、足るを知っていたからこそ、運も逃げなかったような気がする。

親の介護は他人事《ひとごと》ではなく、長生きをすれば自分もこうなると思わずにはいられない。

本文中にも書いたが、私が導尿カテーテルを交換していると、父はしみじみと、「息子を医者にしといてよかった」と繰り返した。私の子どもは3人とも医者になっていない。だから、私が父を看たようにはしてもらえないだろう。私になまじ介護の知識があるだけに、よけい苛立つかもしれない。

しかし、先のことは考えてもはじまらない。心の準備だけして、あとはケセラセラ。それが父の教えだと思う。

末尾ながら、本書も幻冬舎の志儀保博氏にお世話になった。氏の慧眼《けいがん》、適切なアドバイスのおかげで、原稿を書き終えることができた。心からの感謝を捧げます。

2014年8月20日

久坂部　羊

著者略歴

久坂部羊《くさかべよう》

医師・作家。一九五五年、大阪府生まれ。大阪大学医学部卒業。
二〇〇三年、小説『廃用身』でデビュー。
第二作『破裂』が「平成版『白い巨塔』」と絶賛され、
一〇万部を超えるベストセラーとなる。
他の小説作品に『無痛』『第五番』『嗤う名医』『芥川症』等がある。
一四年『悪医』で第三回日本医療小説大賞を受賞。
小説外の作品として
『大学病院のウラは墓場』『日本人の死に時』『医療幻想』等がある。

幻冬舎新書 358

人間の死に方

医者だった父の、多くを望まない最期

二〇一四年九月三十日 第一刷発行
二〇二五年六月二十日 第五刷発行

著者 久坂部羊

発行人 志儀保博
編集人 小木田順子
編集者 四本恭子
発行所 株式会社 幻冬舎
〒一五一-〇〇五一 東京都渋谷区千駄ヶ谷四-九-七
電話 〇三-五四一一-六二一一(編集)
〇三-五四一一-六二二二(営業)
公式HP https://www.gentosha.co.jp/
ブックデザイン 鈴木成一デザイン室
印刷・製本所 株式会社 光邦

Printed in Japan ISBN978-4-344-98359-5 C0295
く-1-3

*この本に関するご意見・ご感想は、左記アンケートフォームからお寄せください。
https://www.gentosha.co.jp/e/

幻冬舎新書

久坂部羊
大学病院のウラは墓場
医学部が患者を殺す

医者は、自分が病気になっても大学病院にだけは入りたくない――なぜ医療の最高峰・大学病院は事故を繰り返し、患者の期待に応えないのか。これが、その驚くべき実態、医師たちのホンネだ！

久坂部羊
日本人の死に時
そんなに長生きしたいですか

あなたは何歳まで生きたいですか？　多くの人にとって長生きは苦しく、人の寿命は不公平だ。どうすれば満足な死を得られるか。数々の老人の死を看取ってきた現役医師による〝死に時〟の哲学。

中村仁一　久坂部羊
思い通りの死に方

現役医師2人が、誰も本当のことを言わない高齢者の生き方・老い方・逝き方を赤裸々に語り合った。医者の多くがなぜがんになるのか？　大往生は可能なのか？等々、生死の真実がわかる。

中村仁一
大往生したけりゃ医療とかかわるな
「自然死」のすすめ

数百例の「自然死」を見届けてきた現役医師である著者の持論は、「死ぬのはがんに限る。ただし治療はせずに」。自分の死に時を自分で決めることを提案した画期的な書。

木谷恭介
死にたい老人

老いて欲望が失せ、生きる楽しみが消えたとき、断食して自死すると決意。だが、いざ始めると、食欲や胃痛に悩まされ、終いには死への恐怖が！　死に執着した83歳小説家の、52日間の断食記録。

小浜逸郎
死にたくないが、生きたくもない。

死ぬまであと二十年。僕ら団塊の世代を早く「老人」と認めてくれ——「生涯現役」「アンチエイジング」など「老い」をめぐる時代の空気への違和感を吐露しつつ問う、枯れるように死んでいくための哲学。

髙島明彦
淋しい人はボケる
認知症になる心理と習慣

ボケと遺伝はほとんど関係なく、脳に悪い心理・環境をどれだけ避けられるかが、ボケる脳とボケない脳の境目になる。脳に悪い習慣をやめれば、いくつになっても若々しい脳を保てる！

左巻健男
病気になるサプリ
危険な健康食品

健康食品・サプリの危険性を製造、広告、科学的根拠の面から徹底追及。「ベータカロチンのサプリは体に悪い」「グルコサミンは血管の少ないひざ軟骨に届かない」「サプリは添加物だらけ」など驚きの真実が満載。

幻冬舎新書

山口仲美
大学教授がガンになってわかったこと

主治医と合わない。抗がん剤をやめたい。セカンドオピニオンがほしい。そんな時どう考えどう振る舞うべきか。「医者にお任せ」ではなく自分で決断する「賢いガン患者」になるための手引き書。

渡辺雄二
体を壊す13の医薬品・生活用品・化粧品

シャンプーやボディソープ、歯磨き粉やうがい薬、ダイエット食品やサプリメントなどをやめることが実は健康への一番の近道。科学ジャーナリストが体にいい生き方、商品の選び方を指南。

岡本裕
薬をやめれば病気は治る

薬は病気を治すために飲むものだが、副作用があるだけでなく、体の免疫力を下げて回復を遅らせ、命を縮めることもある。薬をやめて自己治癒力を高め、元気に長生きできる方法を伝授。

渡辺雄二
体を壊す10大食品添加物

本書では消費者の体を確実に蝕んでいる、最も危険な10の食品添加物を紹介。普段口にする食品には体に悪い物質がこんなにも使われていた。食を見直すきっかけになる、現代人必読の書。

幻冬舎新書

辨野義己
大《だい》便《べん》通《つう》
知っているようで知らない大腸・便・腸内細菌

ふだん目を背けて生活しているが、日本人は一生に約8・8トンの大便をする。大腸と腸内細菌の最前線を読み解き「大便通」になることで「大便通」が訪れる、すぐに始められる健康の科学。

白澤卓二
寿命は30年延びる
長寿遺伝子を鍛えれば、みるみる若返るシンプル習慣術

寿命を延ばす長寿遺伝子は、すべての人間に備わっているが、機能が眠ったままの人と活発な人に分かれる。働きを活発にするスイッチは、食事、睡眠、運動。アンチエイジング実践術の決定版。

笠井奈津子
甘い物は脳に悪い
すぐに成果が出る食の新常識

食生活を少し変えるだけで痩せやすくなったり、疲れにくくなったり、集中力が高まる身体のメカニズムを具体的に解説。食事が仕事に与える影響の大きさを知れば、食生活は劇的に変わる！

岡田尊司
人はなぜ眠れないのか

不眠で悩む人は多いが、どうすればぐっすり眠れるのか。睡眠学や不眠症臨床の最新知見から、不眠症を克服する具体的方法や実体験に基づく極意まで、豊富なエピソードを交えて伝授。

幻冬舎新書

石川智基
男性不妊症

不妊症で悩むカップルのうち48％が男性側要因。「無精子症」「精子無力症」などの精子異常や勃起不全が男性不妊症の主な原因だ。精子の働きから最新治療法まで男の生殖に関する情報を満載。

松井孝嘉
首こりは万病のもと
うつ・頭痛・慢性疲労・胃腸不良の原因は首疲労だった！

「原因不明」や「ストレス」と診断される数多の体調不良の原因は、首にある！　うつむき姿勢で起こる首のこりが心身をむしばんでいることを指摘し、首を酷使する現代人に警鐘を鳴らす一冊。

緒方俊雄
慢性うつ病は必ず治る

投薬治療中心の現在の精神科では敬遠される「慢性うつ病」。しかし家庭や仕事など現実を直視し抑えてきた感情を解放すれば、慢性うつ病は必ず治る。カウンセラーが心との向き合い方をアドバイス。

田沼靖一
ヒトはどうして死ぬのか
死の遺伝子の謎

いつから生物は死ぬようになったのか？　ヒトが誕生時から内包している「死の遺伝子」とは何なのか？　細胞の死と医薬品開発の最新科学を解説しながら新しい死生観を問いかける画期的な書。